U0201099

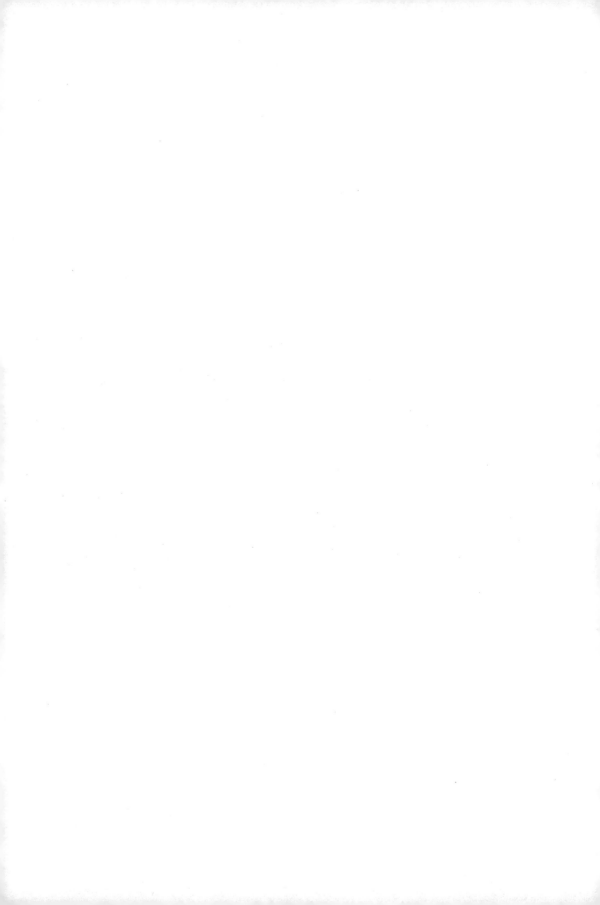

中医脾胃病临证研究

李少华 ◎ 著

汕頭大學出版社

图书在版编目（CIP）数据

中医脾胃病临证研究 / 李少华著. -- 汕头：汕头
大学出版社，2024．7． -- ISBN 978-7-5658-5343-2

Ⅰ．R256.3

中国国家版本馆 CIP 数据核字第 2024ZX7736 号

中医脾胃病临证研究

ZHONGYI PIWEIBING LINZHENG YANJIU

作　　者：李少华
责任编辑：陈　莹
责任技编：黄东生
封面设计：瑞天书刊
出版发行：汕头大学出版社
　　　　　广东省汕头市大学路 243 号汕头大学校园内　邮政编码：515063
电　　话：0754-82904613
印　　刷：河北朗祥印刷有限公司
开　　本：710 mm×1000 mm　1/16
印　　张：12.75
字　　数：200 千字
版　　次：2024 年 7 月第 1 版
印　　次：2024 年 7 月第 1 次印刷
定　　价：128.00 元
ISBN 978-7-5658-5343-2

前　言

随着现代社会的发展，生活节奏的加快、快餐文化的流行及人们精神压力的增大，脾胃病的发病率呈现逐年上升的趋势。脾胃病是中医临床常见病，其相关症状不仅出现在单纯的消化系统疾病中，也是诸多内科杂病的伴随表现。中医学认为，脾胃为后天之本、气血生化之源，脾胃内伤，则百病由生。因此，脾胃病的辨治对于临床各科均具有重要意义。中医脾胃病主要包括痞满、胃痛、呃逆、呕吐、噎膈、腹痛、泄泻、便秘等，西医学的急慢性胃炎、功能性消化不良、反流性食管炎、消化性溃疡、溃疡性结肠炎等消化系统疾病或其他系统疾病所引发的消化系统症状，均可从中医脾胃病入手论治。

脾胃病的治法多种多样，十分丰富。本书第一、二、三章根据脾胃的生理病理特点总结了临床治疗最基本的五大法则，即以和为本、以通为用、祛湿为要、寒热并用和调理气机。其中，"以和为本"作为治疗总则，"以通为用"依据胃腑以通为顺的生理特点而设，"祛湿为要"针对脾易酿湿生痰的病理规律而立，"寒热并用"和"调理气机"则是和法理论中各成体系的两个关键治法，故单独罗列。临证五法是中医辨治脾胃病的思想精华，可为脾胃病的临床诊治提供思路和参考。

本书四、五、六章以疾病为纲，分别论述了痞满、胃痛、便秘、泄泻等脾胃常见病证的辨治要点，为了增加临床实用性，每个病证又设病机特点、辨证精要、分型论治、常用药对、医案选录五个部分。其中，分型论治详细阐述了各个证型的遣方用药及用量等，可谓每方必明其法，每法必晓其理，所录医案均为临床真实有效的案例。全书从多层次、多角度探讨了脾胃病的治则治法和用药规律。

本书将理论阐述与经验总结相结合，集理、法、方、药于一体，在论述前人经验的基础上，着重总结个人的用药特色和临床心得体会。因此，本书不仅适合初学者，更能为中医临床工作者提供借鉴和指导。

目　录

第一章　脾胃学说的形成

第一节　渊源于《黄帝内经》《难经》

一、对脾胃的解剖部位、生理功能的客观认识

中医学对脾胃的认知有着悠久的历史，其理论体系是藏象学说中不可或缺的一部分。《黄帝内经》（以下简称《内经》），作为具有划时代意义的医学经典，对脾胃的正常运作及病变机理有着深刻而全面的理解。其探讨的范围广泛，涵盖了脾胃的解剖、生理、病理、常见症状、治疗原则和方法等诸多方面，为"脾胃为后天之本"的理论提供了系统而全面的阐述。这一理论不仅奠定了现代中医脾胃理论的基础，也一直为临床实践提供着重要的指导。

（一）《内经》对脾胃的解剖认识

《内经》是中国古代医学经典之一，其中所述的解剖学上的脾与胃，是具有具体解剖部位和结构的形态学实体。在形态结构方面，《内经》已明确提出"解剖"二字，并对诸多脏腑组成的脾胃系统进行了论述。其中，《灵枢·肠胃》云："唇至齿长九分，口广二寸半。齿以后至会厌深三寸半，大容五合。舌重十两，长七寸，广二寸半。咽门重十两，广一寸半，至胃长一尺六寸。胃纡曲屈，伸之长二尺六寸，大一尺五寸，径五寸，大容三斗五升……肠胃所入至所出，长六丈四寸四分，回曲环反，三十二曲也。"即是对人体消化系统各部分的长度、大小和相互关系做了详细描述。尤其是对脾和胃的

形态、大小、长度、容量等进行了详细描述。例如，指出食管长度与大小肠长度比约为一比三十五，这与现代解剖学的认识相接近。

（二）《难经》对脾胃的解剖认识

《难经》对《内经》中有关脾的认识进行了补充。其中提到："脾重二斤三两，扁广三寸，长五寸，有散膏半斤，主裹血，温五脏，主藏意。"然而，在之后的千余年中，未有其他医家对脾胃的形态结构进行详细描述。直到清代的王清任出现，他通过实地解剖和绘制脾图，重新探讨了脾胃的形态结构。他在《医林改错》中描述："脾中间有一管，体相玲珑，名曰珑管。"而唐容川在《中西汇通医经精义》中也提到了脾的形态结构，"脾，居中脘，围曲向胃。西医云，傍胃处又有甜肉一条，生出甜汁，从连网入小肠上口，以化胃中之物，脾内有血管，下通于肝……外肌内膏，皆脾之物也……西医又言有甜肉汁化谷，按甜肉即胰子也，生于油上。凡膏油皆脾所生之物，膏能化水，胰子能化油。脾称湿土，正指胰子与膏也。"因此，中医学中的脾器概念包括了现代解剖学中的脾和胰腺。

（三）脾胃的生理特点

《内经》和《难经》对脾胃的论述，不仅仅局限于解剖学，还运用了经络学说，综合论述了脾胃的生理病理、病因病机及治疗原则等。

一是阴阳属性。《素问·金匮真言论》云："言人身之脏腑中阴阳，则脏者为阴，腑者为阳……胆、胃、大肠、小肠、膀胱、三焦六腑皆为阳……腹为阴，阴中之至阴，脾也。"这段话进一步说明了脾胃的阴阳属性关系，在其生理功能活动中，阴阳相互制约、相互影响，密不可分。

二是纳运不同。脾胃同居中焦，脾主升清，胃主降浊，通过运化、受纳、升降，以化生气血津液而奉养周身，故称为"生化之源""后天之本"。《内经》中提到："饮入于胃，游溢精气，上输于脾；脾气散精，上归于肺；通调水道，下输膀胱。水精四布，五经并行。"这段话详细论述了饮食入胃后，水谷精微和水液由中央向外周布散的过程，说明了脾胃不仅具有运化精微物质受纳腐熟食物的功能，也具有运化水液正常代谢的功能。因此，脾胃健旺时，五脏之气都能得到充养，对外可以防御外邪的侵袭，对内可以维持自身内环境的稳定。

三是喜恶有别。脾为阴土，胃为阳土，土无水润，必成燥土，因此脾胃均喜濡润，这是它们的共性。《素问·平人气象论》指出："脏真濡于脾"，说明脾土喜濡润，这样才能运其津液，敷布五脏六腑，这是脾的生理特性。然而，如果水湿过多，量变引发质变，湿聚困脾，喜润转变为恶湿，这是病理状态下的变化。

胃也喜润，但是过多的湿气会使草木湿烂，胃中水湿过盛，这就是胃中水气病的成因。《金匮要略·痰饮咳嗽病脉证并治》第38条提到："咳满即止，而更复渴，冲气复发者，以细辛、干姜为热药也。服之当遂渴，而渴反止者，为支饮也。支饮者法当冒，冒者必呕，呕者复内半夏以去其水。"这段文字说明了胃中水气可引起呕逆眩晕证，苓桂术甘汤等类方剂都可以治疗水气病。

虽然脾胃都厌恶湿，但具体表现又不尽相同。脾厌恶湿，因为湿会困厄脾脏，影响其运化水湿的功能。《素问·宣明五气》指出："五脏所恶……脾恶湿。"《素问·脏气法时论》提到："脾苦湿，急食苦以燥之。"湿是阴性的，燥是阳性的，脾湿胃燥，气不可偏也。阴阳应该平衡而不应该偏颇，一旦偏颇就会产生害处。脾主运化水湿，如果湿气停滞不运就会伤害脾脏，因此脾厌恶湿。虽然燥能克制湿，但太过又易损伤脾阴，因此脾也不喜欢燥。只有脾胃燥湿相得，既无太过也无不及，才能使脾胃阴阳平衡，运化正常。

四是升降各异。《素问·六微旨大论》指出："升降出入，无器不有。故器者生化之宇，器散则分之，生化息矣。故无不出入，无不升降。"又说："非出入，则无以生长壮老已；非升降，则无以生长化收藏。"这里强调了气机的不断运动是人体正常生理活动的基础和前提，也是人体生理活动的运行方式。升降出入是气机运动的表现形式，如果气机之升降出入运动一旦停止，生命则终止。《素问·刺禁论》指出："肝生于左，肺藏于右，心部于表，肾治于里，脾为之使，胃为之市。"这些论述对五脏之气机升降特征进行了阐述。心肺在上宜降；肝肾在下宜升；脾居中通连上下而斡旋气机，为升降之枢。胃以趋降之性，则水谷可入，糟粕乃下，脾以趋升之性，则营气始化，精微乃布。脾胃气机升降相异，不仅保障了人体对水谷饮食的吸收代谢，也是人体这个大系统气机流畅的关键环节。一旦脾胃气机的升降之性失去和谐稳定之态，机体就会表现为病理反应。此外，《素问·气交变大论》指出："胜复盛衰，不能相多也。往来小大，不能相过也。用之升降，不能相无也。各从其动而复之耳。"脾主升清、胃主降浊固然是各自气机的运动特性，亦不可升者不已、降者无度，二者之升降是处于动态平衡之稳态，方能维持人体的正常生理功能。

二、对脾胃的治养观源于《内经》

（一）脾胃疾病的治疗原则源于《内经》

《内经》论脾胃详于理论而略于方药，但在治疗原则和用药规律上，提出了许多千古明训。《内经》中的脏腑学说是从整体角度论述脾胃的生理病理概念，所以通过调理脾胃可以治疗其他脏腑病变；反之，通过调整其他脏腑亦可治疗脾胃病。

1.调理脾胃，防病治病

《内经》指出，保护脾胃对于强身健体、预防疾病至关重要。调理脾胃是达到防病治病目的的关键。现代中医名家在总结临床有效治疗原则时，提出了"善理脾者，贵在施运"的理念，进一步发扬了《内经》关于脾胃的治疗理念。针对不同类型的脾胃问题，如脾虚不运、脾虚气陷、脾虚气滞、脾阳不振、脾胃失调、脾虚热郁、脾阴亏虚等，制定了相应的治疗策略，如健运脾胃、升运脾气、疏运脾气、温运脾阳、和运脾胃、导运脾热、滋运脾阴等。同时，对于实证则注重降胃，提出"善调胃者，贵在通降"的治疗原则，针对不同类型的胃脘痛问题，如肝气犯胃、脾胃虚寒、胃腑燥实、湿热壅胃、脾寒胃热、胃阴不足等，采取相应的治疗方法，如疏肝通降、温中通降、泻实通降、清热通降、寒热平调、滋养胃阴等。这些治疗原则进一步发展和完善了《内经》关于脾胃治疗的理念。

2.调理脾胃，治疗其他脏腑病

在古老的中医理论中，脾胃被视为人体的重要脏腑之一，与其他脏腑有着密切的联系。当其他脏腑出现疾病时，往往会影响脾胃的功能，而脾胃功能的异常也会导致其他脏腑疾病的出现。因此，治疗其他脏腑疾病时，调理脾胃显得至关重要。

《素问·诊要经终论》记载："阳明终者，口目动作，善惊妄言，色黄，其上下经盛，不仁则终矣。"这句话揭示了谵语、癫狂等神志疾病与阳明经气血功能失调有关。因此，治疗这些疾病可以从调理脾胃入手。此外，《素问·痿论》中提到："治痿者独取阳明。"而《灵枢·四时气》则记载道，治疗呕吐胆胀等症状需要取足三里以下的胃经穴位。这些都体现了治疗其他脏腑疾病需要从调理脾胃入手的诊疗思路。

在病理情况下，肝胆疏泄升降功能失调会导致脾胃气机不得升降，进而影响脾胃的纳化活动。此外，肾虚命火亏损也会导致脾胃失于温煦腐熟，进而影响脾胃的纳化。针对这种情况，应该采取相应的治则。例如，可以采用疏肝调脾法、疏肝和胃法、温肾健脾法、补火生土法等方法来治疗不同的情况，使脏腑之间功能趋于正常。这些方法既体现了中医理论的博大精深，也展示了中医治病求本的思路。

（二）脾胃疾病的膳食调养

《素问·脏气法时论》中云："毒药攻邪，五谷为养，五果为助，五畜为益，五菜为充。气味合而服之，以补精益气。"这句话强调了饮食在健康中的重要性，同时也指出饮食要多样化，以充分发挥其补精益气的作用。

众所周知，脾胃是人体消化系统中的重要组成部分，它们负责将食物消化吸收并转化为人体所需的营养物质。因此，脾胃的健康对于人体的整体健康至关重要。在中医理论中，食物的性味和归经与其对人体脏腑功能的影响密切相关。每种食物都有其独特的性味和归经，合理搭配可以滋养人体不同的脏腑，从而促进健康。

饮食有节是保持脾胃健康的关键之一。过量的食物摄入会增加脾胃的负担，导致脾胃虚弱、寒湿困脾、脾胃阴虚等常见问题。因此，饮食的数量和质量都需要适当控制，以避免对脾胃造成过度负担。

此外，《黄帝内经·素问·生气通天论》中提到："味过于苦，脾气不濡，胃气乃厚。"这句话的意思是，过量的苦味食物可能会损伤脾的阴津，导致脾不能正常行使其输送津液的功能，从而使胃气呆滞胀满。因此，在调配食物时要注意五味的平衡，避免过量食用某种食物，对脾胃造成不良影响。

总的来说，膳食对脾胃有助其强健的一面，也有伤其元气的一面。因此，我们需要根据个人体质、地域差异和季节变化来合理调配饮食，以保护脾胃健康。

第二节 奠基于仲景

《汉书·艺文志》详细记载了医经七家与经方十一家，它们分别代表着中医的理论家和临床家体系。

医经七家专注于经典理论的探索，它们运用浅显的解剖学知识和哲学思维，深入剖析人体生命的八纲生理属性、病理现象、病因病机、病名症状、治法治则、养生预防等中医理论的精髓。这些理论家们强调"理、法、病"，注重对疾病本质的深入理解，从而为临床治疗提供指导。其代表作是《内经》。

经方十一家则更加注重临床治疗，它们运用药物的四气五味、补泻功效来针对疾病的八纲属性，通过辨病辨证的方法使人体恢复到生理平衡状态。这些临床家们强调"方、药、证"，注重根据患者的具体情况来制定治疗方案，运用经方进行治疗。其代表作是《汤液经法》。

张仲景独具慧眼，巧妙地将理论知识和临床实践相结合，通过对病因病机的深入认识，运用经方进行治疗，实现了中医辨病与辨证相结合的治疗方法。这种创新的方法为中医临床治疗开辟了新的途径。

一、辨病辨证论治的开端

《内经》奠定了脾胃学说的理论基础，但理法方药尚不完备，详于理论而略于方药。至东汉张仲景，其运用综合辨证法和动态辨证法，并结合自己多年丰富的临床实践经验，补充了脾胃学说的不足，使其理法方药归于完整的辨证论治体系中，从而发展了脾胃学说的临床治疗学，奠定了临床证诊治的实践基础。

张仲景的《伤寒论》和《金匮要略》是中医经典著作，对脾胃病证的治疗和诊断有着重要的指导意义。在这两部著作中，张仲景系统地阐述了脾胃病证的辨病论治和辨证论治。在《伤寒论》中，张仲景对"胃家实"进行了详细论述。胃家实主要是由于胃热津伤、燥热内结所导致的。针对这种病机，张仲景提出了白虎汤清热养津和三承气汤通腑承顺胃气等主要治疗方法。同时，他还提出了"保胃气，存津液"的六字大纲，强调了在治疗过程中要注意保护胃气，保存体内的津液。在《金匮要略》中，张仲景专门讨论了杂病的治疗。其中，《腹满寒疝宿食病脉证治》和《呕吐哕下利病脉证治》两篇对脾胃疾病的病因、病机和治疗方法进行了系统阐述。张仲景建立了以脾胃为中心的理论体系，从脾胃的生理功能、病理变化、辨证论治等方面进行了详细阐述。

此外，张仲景还提出了"无犯胃气""令胃气和则愈"的原则，强调了在治疗脾胃疾病时要保护胃气，避免过度损伤脾胃。这些原则对于后辈医家具有重要的指导意义。

历来医家都认为，仲景专注治疗外感疾病，有"外感宗仲景"之说。其实，仲景在《伤寒杂病论》中虽然依据六经辨治，但细察其在分析发病、治疗、护理、预后等方面，均强调顾护脾胃的重要性。仲景将《内经》确立的脾胃理论创造性地应用于临床实践，开创了脾胃疾病的辨病辨证论治先端。

二、诊法的充实

（一）从四诊合参辨证脾胃疾病

1.望诊

《伤寒论》通过观察舌苔的变化来判断脾胃疾病的进展情况，确定治疗方法，并预测疾病的预后。例如，《伤寒论》第 168 条中提到："伤寒，若吐、若下后，七八日不解，热结在里，表里俱热，时时恶风，大渴，舌上干燥而烦，欲饮水数升者，白虎加人参汤主之。"这里的"舌上干燥"表明表邪已入里化热，形成了阳明里实热证。又如，《伤寒论》第 221 条中说："若下之，则胃中空虚，客气动膈，心中懊憹。舌上苔者，栀子豉汤主之。"这里的"舌上苔者"是指舌苔薄黄腻或黄白相间，表明胃气受损，热陷胸膈，火郁胃脘。此外，《伤寒论》第 48 条提到："设面色缘缘正赤者，阳气怫郁在表。"由于阳明经循行于面，阳气郁发于表，所以面色红赤。

2.闻诊

《伤寒论》通过诊听病人声音、嗅闻病人气味，判断脾胃的寒热虚实状态。例如，《伤寒论》第 157 条指出，如果伤寒病出汗后，胃部功能紊乱，心下感觉痞硬，干呕并伴有食物的腐臭味，两胁下存在水气，腹部发出雷鸣般的声音，腹泻频繁，那么应采用生姜泻心汤治疗。当脾胃功能虚弱时，食物无法正常消化，堆积腐败，频繁嗳气，脾胃受困，水液无法正常气化，流窜于肠道中，发出漉漉声响。《金匮要略·痰饮咳嗽病脉证并治》中也提到："水液在肠道中流动，发出漉漉声响。"

3.问诊

《伤寒论》通过采集病人的症状、体征以及相关病史，对脾胃疾病进行深入了解和研究。例如，《伤寒论》第 190 条提到："阳明病，若能食，名中风；不能食，名中寒。"这句话揭示了胃阳素盛与胃阳不足时，阳明化燥化热功能所表现出的不同特点。在胃阳素盛的情况下，病人能食，表明阳明经气处于相对亢盛的状态，化燥化热功能较强；而在胃阳不足的情况下，病人不能食，表明阳明经气处于相对虚弱的状态，化燥化热功能减弱。此外，《伤寒论》第 173 条还描述了邪热侵入胸膈胃脘所导致的呕吐症状："伤寒，胸中有热，胃中有邪气，腹中痛，欲呕吐者，黄连汤主之。"通过询问病人是否有腹痛、呕吐等症状，可以进一步了解邪热侵入胸膈胃脘所导致的病情变化。

4.切诊

《伤寒论》非常重视脉诊，其中仲景通过趺阳脉来判断脾胃疾病的病理特点。在《伤寒论》第247条中，仲景指出："跌阳脉浮而涩，浮则胃气强，涩则小便数。浮涩相搏，大便则硬，其脾为约。麻子仁丸主之。"这段话详细阐述了脾胃关系的经典论述，即"脾不能为胃行其津液"。通过跌阳脉的变化，可以判断出脾胃的病变情况，从而为临床诊断提供依据。例如，《伤寒论》第137条描述了从心下至少腹的硬满疼痛症状；《金匮要略·水气病脉证并治》中描述了"心下坚大如盘、边如旋杯"的病变情况。

（二）从六经入手辨治脾胃疾病

六经辨证是一种基于《黄帝内经》的中医辨证方法，主要根据太阳、阳明、少阳、太阴、少阴、厥阴六经的证候来诊断和治疗疾病。

（1）太阳表寒证。这种证候通常表现为恶寒、发热、头痛、身痛、无汗、脉浮紧等症状。治疗方法主要是通过发汗解表来驱除寒邪，如使用麻黄汤、桂枝汤等方剂。

（2）阳明里实热证。这种证候通常表现为高热、口渴、腹痛、便秘、脉洪大等症状。治疗方法主要是通过清热泻下来清除热邪，如使用大承气汤、小承气汤等方剂。

（3）少阳半表半里证。这种证候通常表现为寒热往来、胸胁苦满、心烦喜呕、口苦咽干、脉弦等症状。治疗方法主要是通过和解少阳来调节半表半里的阴阳平衡，如使用小柴胡汤等方剂。

（4）太阴脾虚证。这种证候通常表现为食欲不振、腹胀便溏、神疲乏力、面色萎黄、脉沉缓等症状。治疗方法主要是通过健脾益气来改善脾胃功能，如使用四君子汤、六君子汤等方剂。

（5）少阴心肾阳虚证。这种证候通常表现为心悸怔忡、失眠多梦、形寒肢冷、腰膝酸软、脉沉细等症状。治疗方法主要是通过温补心肾之阳来提高身体机能，如使用肾气丸等方剂。

（6）厥阴寒热错杂证。这种证候通常表现为腹痛呕吐、腹泻痢疾、寒热交替、烦躁不安、脉细弦等症状。治疗方法主要是通过调理寒热，平衡阴阳来缓解症状，如使用乌梅丸等方剂。

仲景的六经辨证不仅提供了诊断疾病的方法，还提供了治疗疾病的原则。在确定具体治疗方案时，还需要根据患者的具体病情和体质特点进行综合考虑。

三、立方与随症加减

1.组方立法思路

仲景在《伤寒杂病论》一书中，为后世制方建立了规范，并指出了用药加减化裁的准则。他遣方用药的第一要义为"观其脉证，知犯何逆，随证治之"，这一千古名训也是医圣张仲景辨证论治的核心所在。

在仲景的组方规律中，以病机为基础，并与药性与药物的主治功能有机结合。例如，半夏泻心汤的组成方剂为辛开苦降、寒热平调，因此可以治疗寒热并存的脾胃同病。临床实践证明，凡是消化系统的常见病、多发病，如胃溃疡、十二指肠球部溃疡、慢性胃炎、慢性肠炎、慢性肝炎等病，只要出现寒热兼夹、脾胃同病的病机及症状，如胃脘痛、呕吐、痞满、腹泻等证候，用之确有良效。

此外，仲景的组方规律也强调了随证加减化裁的重要性。同一"痞证"，因其寒热虚实、痰饮水气之不同，而有五泻心汤、枳术汤、旋覆代赭汤之别。这种因证施药的方法，也是仲景用药加减化裁的准则之一。

2.分析结合临证加减变化

在临床实践中，我们经常遇到"痞满"这一症状。虽然《内经》等经典著作对"痞"进行了一定的描述，但这些描述仅限于描述"痞"的症状，而对于其病因病机、治疗原则以及具体的治疗方药则很少涉及。然而，在《伤寒论》中，仲景从理法方药等多个方面对"痞"进行了全面的论述，发展了《内经》关于"痞"的认识，并针对"痞"的症状设立了专门的方药。

考察仲景所论述的"痞"，我们发现其成因往往是由于误治导致的转变，为本虚标实所致。例如，《伤寒论》第 131 条说："病发于阴而反下之，因作痞也。"这表明，某些情况下，原本属于阴证的疾病如果被误诊为阳证而使用下法治疗，就可能导致"痞"的发生。

对于"痞"的诊断，仲景提到了一些关键的依据。例如，"但满而不痛"

"心下痞，按之濡""按之自濡，但气痞耳"等。这些依据可以帮助我们正确诊断"痞"这一症状，同时也能与其他类似症状如阳明满实、结胸硬痛等进行鉴别。

痞病是一种因病机复杂、虚实寒热表里不一、饮痰气食各自不同而导致的疾病。仲景论痞，理法方药颇为周详精当，迄今仍为后世视为论治痞满之规范。在总结前人经验的基础上，结合多年的临床实践，认为本病乃虚实兼夹、清浊相关、寒热凝聚、脾胃不和、中焦气机升降失调所致。其病位在胃，症状是胃脘部位痞塞、满闷不舒，外无胀急之形，故命名曰"胃痞"。临床常见于现代医学中的慢性胃炎、胃肠神经官能症、消化不良等疾病中。

对于脾胃虚寒、兼有肝胃不和气滞之证，可以拟以黄芪建中汤、理中汤、枳术汤加减化裁。若见迁延失治、脾失健运、胃失和降、痰湿中阻、胃热脾寒、寒热夹杂，可以自制和中消痞汤，组成为党参、制半夏、黄连、干姜、炒白芍、蒲公英、丹参、炙甘草，水煎，早晚分服。本方系由半夏泻心汤、芍药甘草汤、理中汤化裁而成，具有益气健胃、和中开痞的效果。若胃痛明显可加香橼、元胡；胃中冷者倍干姜、加肉桂；灼痛口干者干姜易炮姜加石斛；嗳气、矢气不畅者加佛手、枳壳；食少难消者加鸡内金、炒谷麦芽；贫血短气者加黄芪、当归。

若见气郁化火、灼伤胃阴，或久病气阴两伤、胃络失养而酿成中虚火郁、阴亏胃热之证，可以自制清中消痞汤，组成为太子参、麦门冬、制半夏、柴胡、生白芍、炒栀子、丹皮、青皮、丹参、甘草，水煎，早晚分服。本方系由麦门冬汤、四逆散、栀子豉汤化裁而成。方中用太子参、麦门冬之补，柴胡之升，青皮、半夏之降，栀子、丹皮之清，白芍、甘草之和，丹参之消，诸药共奏补、消、清、和、升、降于一炉，具有养阴益胃、清中消痞的效果。

四、四季脾旺不受邪

《金匮要略·脏腑经络先后病脉证》云："夫治未病者，见肝之病，知肝传脾，当先实脾，四季脾旺不受邪，即勿补之。"仲景在《金匮要略》中首次提出了"四季脾旺不受邪"和"补脾"的概念。这个概念的提出与中医的"治未病"和"既病防变"思想相呼应，开创了脾胃学说与其他脏腑相关疾病的治疗先河。

脾属于土，土在四季中都寄旺，因此说四季脾旺。脾是五脏六腑的中枢，是气血生化的源泉，也是后天维持正常生理功能的关键。如果脾脏衰弱，其他脏腑也会功能减弱；而脾脏强健，其他脏腑也会安然无恙。因此，当脾脏发病时，治疗时需要考虑到整体情况，除了治疗本脏病变外，还需要积极调理其他脏腑，以防止疾病的传播和恶化。

中医与现代医学对于"正气"的理解是一致的，都认为正气足则免疫力强。同时，中医认为"外邪"与"病毒细菌"相对应，因此"正气存内，邪不可干"也可以理解为现代医学的"免疫力强，细菌病毒不会损伤机体"。此外，《脾胃论·脾胃胜衰论》中指出，许多疾病都是由脾胃衰弱引起的。近年来，临床医学也发现，中医的"脾"与现代医学的"神经—内分泌—免疫调节网络"有着密切联系。虽然中医与西医的理论体系不同，但它们在预防疾病方面的理念越来越接近。

脾胃是人体的消化系统，而消化系统与人体的神经、内分泌、血液、放化疗等有着密切联系。许多消化系统疾病与人体内分泌失调、自主神经紊乱、放化疗副作用有关。这些症状也是免疫力低下的表现。中医治疗此类疾病的方法是健脾胃、扶正气，这也是运用免疫学和分子生物学技术提高胃肠道黏膜免疫功能的方法。因此，通过调理脾胃来提高免疫力是一种有效的治疗方法。

第三节　形成于东垣

脾胃学说在《内经》和《伤寒杂病论》中奠定了理论与实践的基础，但并未形成系统的学说。仲景在《内经》的理论基础上完善了理法方药，突出了"保胃气，存津液"的重要性，并创造了许多经典方剂。之后，随着时间的推移，人们对脾胃的认识不断深化和创新，到了金元时期，李东垣首次提出了脾胃论，指出："脾胃之气既伤，而元气亦不能充，而诸病之所由生也。"其代表性著作《脾胃论》的出版，标志着脾胃学说从此以系统严谨和独具特色的学术体系站在了中医学理论殿堂之中。

一、欲实元气，当调脾胃

后世医家普遍认为，东垣提出的"养生当充元气""欲实元气当调脾胃"等观点是其脾胃学说的核心。他认为，元气是人体先天的精气，只有胃气才能滋养元气。胃气实际上是谷气、荣气、清气、卫气、阳气的总称，这六者都是由饮食入胃后产生的。在《素问•平人气象论》中也有提到："人以水谷为本，故人绝水谷则死，脉无胃气亦死。"这说明了元气充足的前提是脾胃之气不受损伤，只有脾胃健康，才能滋养元气。如果胃气虚弱，饮食过量，就会导致脾胃之气受损，元气自然无法充盈，从而引发各种疾病。因此，脾胃受损、中气不足会导致五脏六腑之气衰竭。

二、强调健脾益气升阳法

李东垣的《脾胃论》强调了中土清阳之气在脾胃疾病的发病机理中的重要性。东垣创立的"甘温除热"法受到了《内经》的启发。例如，《素问•调经论》中提到："因劳倦过度，形气衰少，谷气不盛，上焦不行，下脘不通，胃气热，热气熏胸中，故内热。"《素问•至真要大论》中也提到："劳者温之""损者温之"等。他结合自己的临床经验，首次提出了健脾益气升阳的著名论断"甘温除热"大法，为后世医家治疗脾胃疾病提供了坚实的基础。

饮食劳倦导致脾胃气虚，元气不足，心火独盛。心火起于下焦，与相火有关。相火是下焦胞络之火，可耗伤元气。脾胃气虚可导致阴火上扰，产生阳气下陷、阴火上扰的现象。针对这种发病机理，李东垣提出了著名的升阳泻火方剂——补中益气汤。

该方剂主要由黄芪、人参、白术等药物组成，可补脾肺之气。配伍当归养血和阴以助参、芪补气养血；陈皮理气和胃以使本方补而不滞；升麻、柴胡升举清阳之气，并引黄芪、甘草等甘温之性上升，调畅气机。诸药合用，可治疗气虚、气陷、发热等症状。

后世医家崇尚东垣的升扶脾阳之法，在临证治疗中总结出自己的实用方剂。如全国名老中医李寿山认为胃下垂当从"胃缓"论治，自拟"升陷益胃汤"，健脾益胃，升举中气。药物为黄芪、党参、白术、枳实、升麻、葛根、生山药、甘草等，水煎服，随症加减，常服多有疗效。

三、脾胃为升降之枢

在中医理论中，脾胃的升降功能是相互依存、相互制约的。脾气主升，胃气主降，只有脾胃升降有常，才能维持人体正常的生理功能。如果脾气不能正常升清，就会导致一系列的病理变化。因此，《临证指南》中指出"脾宜升则健"。同样地，胃气也需要保持正常的降浊功能。如果胃气不能正常降浊，也会导致一系列的病理变化，比如胃脘胀满、嗳气、恶心、呕吐等症状。因此，《临证指南》中又指出"胃宜降则和"。

在脾胃升降失常的矛盾中，脾之升清失常是发病的主导。同样地，在元气不足与阴火上冲的矛盾中，元气不足也是发病的主导。因此，针对不同的矛盾特点，可以采取不同的治疗方法来调节脾胃的升降功能和补充元气，从而恢复人体正常的生理功能。

李东垣认为脾胃是人体的根本，强调脾胃的升发作用。如果脾胃之气受到损伤，元气也不能得到充分的充盈，就会导致各种疾病的发生。因此，他在治疗上着重采用益气升阳的方法。主张通过调整脾胃的升降功能来治疗脏腑机能失调疾病。例如，根据四季治疗疾病的方法，使用辛甘温热之剂及味薄的药物来帮助春夏的升浮，这些药物可以助长肝气和心阳的升发；使用酸苦寒凉之剂及淡味渗泻的药物来帮助秋冬的降沉，这些药物可以助长肺气和肾气的收敛。可见辛甘温热益元气、酸苦寒凉泻阴火，不独能调治脾胃的升降功能，还可调治由脾胃所及的肝心肺肾四脏的疾病。

在现代社会，脾胃疾病的发生往往是由于饮食不节，过多食用肥甘厚味等不易消化的食物，导致湿热内生，进而影响脾胃的正常功能。这种情况与古代因寒饥而导致的脾胃虚弱有所不同。因此，李东垣提出的脾胃湿热认识论为我们提供了新的视角和理解方式。

四、对脾胃湿热的认识

李东垣的脾胃学说主张"内伤脾胃"，认为脾胃湿热证是由于脾胃元气不足所致。在长夏季节，由于湿热大盛，临床常见"或气高而喘，身热而烦，心下膨痞，小便黄而数，大便溏而频，不思饮食，四肢困倦，自汗体重"等症状。东垣在选方用药上遵循此思路，以黄芪甘温补之为君，人参、橘皮、当归、甘草补中益气为臣，苍术、白术、泽泻渗利而除湿，升麻、葛根善解肌热，炒曲甘辛、青皮辛温消食快气，黄柏苦辛寒借甘味泻热补水为佐，最后加入人参、五味子、麦门冬酸甘微寒，救天暑之伤于庚金。此方名为清暑益气汤，用于治疗脾胃湿热证。

李东垣在《脾胃论·长夏湿热胃困尤甚用清暑益气汤论》中明确指出，此病皆由饮食劳倦，损其脾胃，乘天暑而病作也。因此，他认为脾胃湿热的形成主要是由于饮食劳倦导致脾胃功能受损，运化失职，气机失调，湿聚热蕴。此外，气虚下陷，湿流下焦，阴被其湿，下焦之气不化，郁而生热，形成阴火。中焦之湿与上冲之火，合而为邪。

在治疗方法上，李东垣虽然没有明确提出辛开苦降这一概念，但在治疗脾胃病中，尤其是在脾胃湿热的论治中，他借鉴了仲景泻心汤的思路，并有所发挥。他主张在益气升阳、健脾化湿的基础上，同时采用苦温药物升脾、甘温药物健脾、苦寒药物降胃的方法治疗脾胃湿热。例如，在清暑益气汤、升阳益胃汤、清燥汤等方剂中，他使用了生姜、陈皮、半夏、厚朴、枳实等苦温药物以升脾，人参、白术、甘草等甘温药物以健脾，黄连、黄芩等苦寒药物以降胃。

第四节　充实于叶桂

一、创立胃阴学说

胃阴学说在中医脾胃学说中占有重要地位。这一学说的起源可以追溯到《黄帝内经》，但系统地提出胃阴学说的则是叶天士。叶天士在《临证指南医案》中明确指出，胃阴是胃腑功能活动的物质基础，胃阴不足会导致胃腑功能紊乱。

叶天士认为，胃是阳土，得阴始安，意思是胃需要阴液的滋养才能正常工作。如果胃阴不足，就会导致虚痞不食、舌绛咽干、心烦不寐、肌肤燔热、便不通爽等症状。在这种情况下，叶天士主张以甘平、甘凉的药物濡润胃津，降通胃腑，例如益胃汤等方剂。这些方剂被临床医家广泛使用，效果显著。

叶天士重视养胃阴的治疗方法，与李东垣的调脾胃以安五脏学说相结合，使得脾胃学说在阴阳、气血、升降、燥湿、刚柔等诸多方面更加完善。这种结合为后世治疗脾胃病提供了更广阔的道路。叶天士不仅补充了胃阴学说，而且发展了李东垣的调脾胃以安五脏之学，为后世治疗脾胃病提供了重要的理论依据和治疗思路。

二、强调脾胃分治

叶天士擅长治疗虚证，尤其重视脾胃。他推崇李东垣的《脾胃论》，认为"内伤必取法于东垣"，但叶氏也指出了东垣在升脾和降胃方面的偏颇，主张脾胃分治。

叶天士认为，脾胃虽然同属于中土，但它们的阴阳属性不同。他在《临证指南医案》中指出，脏宜藏，腑宜通，脏腑之体用有殊也。胃主受纳，脾主运化，胃降则和，脾升则健。脾喜刚燥，胃喜柔润。这是叶天士对脾和胃生理功能的高度概括，也为脾胃分治奠定了理论基础。

叶氏强调脾胃分治，除了以上脾胃特性有所不同，还因为脾胃临证表现、用药特点有所差异。脾之病主症包括不知饥、早饱、口干不欲饮、大便溏泄、头重如裹、消瘦乏力、腹胀、肢体沉重等。胃之病主症则包括消谷善饥、饥不欲食、嗳气反酸、大便干燥、口干口臭等。

针对这些病症，叶氏提出了"甘守津还"的治疗原则。对于脾阴亏虚不能为胃行其津液的情况，多采用山药、茯苓、扁豆、麦冬等甘淡之品滋养脾阴。对于脾阳虚损的情况，多因湿邪困脾，不在补益，而在运化，多采用砂仁、神曲、丁香、谷芽等。

另一方面，叶氏也提出了"甘凉濡润"的治疗原则以保护胃阴。多采用石斛、沙参、生地、天花粉、玉竹等药物益胃而不呆滞，清胃而不损胃阴。同时指出，益胃阴药物不能补胃阳，二者不能混淆，所以多用半夏、陈皮、厚朴、生姜等治疗胃阳不足。

第五节　博采众家

脾胃学说创始于《内经》、发展于仲景、形成于东垣、充实于叶桂。然而几千年来历代医家对脾胃学说的形成和发展，均起到了不同程度的推动作用。各家之学说及名言警句对后世医家的脾胃观皆起到了锦上添花之效。

一、孙思邈提出"五脏不足，求于胃"

孙思邈提出"五脏不足，求于胃"，强调调治脾胃的重要性，认为五脏不足时应该寻求胃气的调和。他指出，调治脾胃可以使气机上下畅通，五脏安定，血脉和利，精神得到治理。据《素问·五脏别论》所言，五脏是藏精气而不泻的，因此应该保持精气满盈而不能实证。六腑则是传化物而不藏的，因此应该保持实证而不能满盈。这是因为水谷入口后，胃实而肠虚；食下后，肠实而胃虚。胃是水谷之海，六腑之大源。五味入口后藏于胃，以养五脏之气。气口亦属于太阴，因此五脏六腑之气味都出自胃，并在气口有所表现。由此可见，孙思邈早在千年前就已经认识到五脏六腑与脾胃之间是气血相互资生，脾胃气血充盈则五脏安定无病，脾胃气血亏损则五脏百病由生。

二、李中梓提出"脾胃为后天之本"

李中梓在《医宗必读》中明确指出："善为医者必责根本，而本有先天后天之辨""后天之本在脾，脾应中宫之土，土为万物之母"，说明李中梓以脾胃为后天之本，在于"安谷则昌，绝谷则亡"，与《内经》"人以水谷为本"是一致的。所谓"胃气一败，百药难施"，与李东垣"百病皆由脾胃衰而生"之说也是一致的。

脾胃的功能主要是消化饮食、摄取水谷精微以营养全身。如果脾胃功能正常，则人体能够充分吸收和利用食物中的营养，保持身体健康。反之，如果脾胃功能受损，则人体无法充分吸收和利用食物中的营养，容易出现营养不良、身体虚弱等症状。因此，称脾胃为后天之本是非常恰当的。

三、张景岳完善脾胃与各脏腑的辨治

作为温补派的代表人物，张景岳对脾胃与五脏的关系进行了全面深入的探讨。他明确指出，"脾为土脏，灌溉四旁，是以五脏中皆有脾气，而脾胃中亦有五脏之气"，并强调了"调五脏以治脾胃"的观点。他认为，治疗脾胃不仅要着眼于脾胃本身，也要考虑到其他脏腑对脾胃的影响。

对于肝、心、肺、肾等脏腑对脾胃的影响，张景岳分别提出了不同的治疗策略。例如，对于肝邪犯脾，如果肝脾俱实，只需平肝气；如果肝强脾弱，则舍肝而救脾。对于心邪犯脾，心火炽盛则清火，心气不足则补火生脾。对于肺邪犯脾，肺气壅塞则泄肺以苏脾之滞，肺气不足则补肺以防脾之虚。对于肾邪犯脾，脾虚则肾能反克，救脾为主；肾虚则启闭无权，壮肾为先。这些论述丰富和发展了孙思邈的"五脏不足，求于胃"及李东垣调脾胃以治五脏的理论。

四、薛立斋首倡"脾统血"

薛立斋在《薛氏医案》中首次提出"脾统血"的观点。他认为心主血，肝藏血，亦能统摄于脾。这一观点是基于他对脾主运化的认识，即脾气健运，气血充足，统摄力强，则血行脉中，而不溢出脉外。现代中医论述的脾统血主要是以薛立斋论述为主导，认为脾统血是以"摄血"为主，根据《血证论》中提出的"脾统血"包括"生血、行血、摄血、贮血"。

五、诸医家倡脾阴

王纶在《明医杂著》中指出，人的一身中，脾胃占据了核心地位。胃主受纳，脾主运化，二者相互配合，共同维持着人体的正常生理功能。如果脾胃功能失调，就会导致一系列疾病的发生。近来，许多医生在治疗脾胃疾病时，往往只关注胃的受纳功能，而忽略了脾的运化功能，所用药物也多为辛温燥热、助火消阴之剂，这反而会加重胃火旺盛，损伤脾阴，使得清纯中和之气变为燥热，胃脘干枯，大肠燥结，脾脏逐渐衰弱，最终导致死亡。

杨仁斋在《仁斋直指方论·病机赋》中也强调了脾胃阴阳气血的平衡对维持人体健康的重要性。他指出，胃阳主气，司纳受，阳常有余；脾阴主血，司运化，阴常不足。胃是六腑之本，脾为五脏之源。如果胃气虚弱，就会导致各种疾病的发生；而脾阴充足则能够驱邪外泄。

周慎斋在《慎斋遗书·虚损门》中说，使用四君加山药可以引入脾经，单独补脾阴，再根据所兼之证而使用其他药物。等到脾之气旺盛时，脾就能够生金，金能够生水，水升而火自然下降。这就意味着，通过补脾阴、益脾气等方法可以改善虚损症状，使身体的阴阳平衡得到恢复。

清代名医吴澄在脾阴学说方面有着卓越的贡献。他指出，传统的治疗脾脏的方法往往偏重于补益脾阳，而忽视了脾阴的重要性。然而，对于虚损的人来说，脾阴不足会导致阴火灼烧，津液不足，筋脉皮骨失去滋养，导致精神萎靡，百病丛生。为了解决这个问题，吴澄制定了理脾阴正方，提出了治疗脾阴不足的原则。第一，强调治疗脾阴不足需要分阴阳，脾阳虚以温补为主，脾阴虚以清补为主。第二，他提出理脾阴之法应根据个体差异和病情变化而有所不同，临床上往往是脾气阴两虚兼夹其他脏腑病变，因此他创制了"中和理阴汤"滋脾健胃。最后，他主张治疗脾阴不足应选用甘淡平补之品，如山药、扁豆、莲肉、玉竹、生薏米等，这些药物补而不燥、滋而不腻。

六、当代形成脾阴学说

汤一新教授致力于研究脾阴虚数十年，发表了大量相关论文，如《试论脾阴虚及其临床意义》《脾阴虚、胃阴虚证治差别》等，引起了中医界的广泛关注。此外，他还与重庆中医研究所安浚合写了《中医脾胃学说研究》，该书由科学技术文献出版社出版，是自金元时期李东垣创立脾胃学说以来的第一部脾阴学说专著。

1991 年，汤一新与南京医学院等国内外医学院校十余人联合组成了"中医脾阴虚临床证治研究"课题组，他担任第一研究人。2001 年 6 月，《中医脾阴虚临床证治》课题顺利完成，并获得国家级专家鉴定认可。该课题的创新点在于建立脾阴虚的诊断标准和鉴别诊断标准，确立脾阴虚作为独立证型的地位，将其与胃阴虚证、脾气虚证进行明确区分；同时创建了补养脾阴的治法体系，确定了"甘淡平补"为滋养脾阴的基本原则，并针对脾阴虚的主证和相关兼证设计了五大分类治法；此外，该课题首次采用现代实验手段研究脾阴虚证的客观病理学改变，初步揭示了脾阴虚的本质。这一研究成果为滋养脾阴法的推广应用提供了坚实的客观科学依据，同时也丰富和拓展了中医藏象理论。

第二章　脾胃病概述

第一节　脾胃病的定义

脾胃是中医的消化脏器，胃纳脾运、脾升胃降是人体消化功能的基本形式，中医脾胃病涉及脾胃的化纳、升降、化生失常的疾病。中医脾胃学说是祖国医学的重要基础理论之一。它的发生和发展是随着中医学的不断实践、认识而逐渐形成的学术流派。

脾胃学说最早出现于《内经》中，可以说，《内经》奠定了脾胃学说的基础理论，成为中医理论及诊断、治疗所遵循的准则，至今仍指导着临床实践。《内经》首先提出："脾胃者，仓廪之官，五味出焉"。脾胃主受纳、运化饮食五味，输布水谷精微，升清降浊为气血生化之源，后天之本，明确了脾胃的功能及其重要性。

汉末医圣张仲景提出了"四季脾旺不受邪"的重要理论。金元四大家之一的李东垣，他对《内经》理论进行了深入研究，提出了著名的"脾胃论"，着重阐述了脾的重要性。《内经》强调"人以水谷为本""有胃气则生，无胃气则死"。李东垣便从脾胃立论，创立了"土者生万物"的学术观点。认为人的元气靠脾胃来滋养。脾胃消化功能旺盛，则人体健康，反之则病来。他说："内伤脾胃，百病由生。"他还强调脾胃气机的升降，认为清气上升，浊气下降才是正常的生理现象。所谓升清气，是指将食物的精微升华，使其滋养全身；所谓降浊气，是指糟粕废物的排出。但凡升降失司，均能引起疾病的发生。因此，在治疗脾胃病时，要掌握调节气机升降这一关键环节。若治疗脾病，需要重视升发脾阳；治疗胃病时，要注意降逆胃气。在临床中，李东垣更重视升发脾胃之阳的重要性。他总结了一套以益胃健脾，升阳补气为主的治疗方法，首创补中益气汤、升阳益胃汤等著名方剂来治疗脾胃疾病，至今仍被广泛应用于临床。

清代医学叶天士认为：胃主受纳，脾主运化；胃喜柔润，脾喜刚燥，胃宜降则和，脾宜升则健。这些都是我国古代大家对治疗脾胃病的一些重要成就，从中不难看出，治疗脾胃病也需辨证治疗，因人而异。

第二节　脾胃病的分类

一、脾病的病机

脾病的主要病理特点涉及运化、升清和统血功能的异常，其典型症状包括腹胀、便溏、食欲不振、浮肿、内脏下垂以及慢性出血等。脾病的病因通常涉及食物的运化受阻、血液生成和运行障碍，以及水液代谢的不平衡。其中，脾气亏虚被认为是脾病的核心病理变化。脾失去运湿功能，易受湿邪侵袭，脾气虚弱则更容易产生湿邪，湿邪积聚又容易阻碍脾的功能，因此脾虚湿盛成为脾病的特点之一。脾在中医理论中被视为太阴湿土，脾的阳气至关重要，脾的运化功能障碍主要与脾的阳气不足、无法完成升清、运化等功能有关。脾的统血功能实际上反映了脾阳气的温暖运行和固摄作用，因此脾病的病理变化也包括脾阳气紊乱和无法充分摄取血液等类型。

（一）脾阳失调

脾阳失调主要表现在脾气虚弱、脾虚气陷、脾阳虚衰及脾虚湿困等几个方面。

1.脾气虚弱

脾气虚弱是指脾气不足、运化功能减退的病理状态，多因饮食不节、忧思日久、禀赋不足、素体脾虚、劳倦过度、年老体衰、久病耗伤等所致。脾气虚的病机特点是以脾的运化功能衰退为主，导致消化吸收能力减弱，水谷饮食精微输布和气血化生能力不足等脾气不足与后天精气亏乏的病理改变。

2.脾虚气陷

脾虚气陷是一种因脾气虚弱导致的病症，也称为中气下陷。这种病症的主要表现包括眩晕、泄泻、脘腹重坠、内脏下垂以及气虚症状。脾虚气陷通常是由于脾气虚进一步发展而来，或者是由久泄久痢、劳累过度、妇女孕产过多或产后失于调护等损伤脾气，导致清阳下陷引起的。

脾主升清，如果脾气虚，就不能将水谷精微吸收并上输头目，头目失养就会导致眩晕。水谷精微不能上升而下陷，与脾虚水湿不化，清浊混杂，一起下注到肠道，就会导致泄泻。精微不能输布，前行到膀胱，就会使小便浑浊如米泔。

脾主升举，脾气亏虚，升举无力，气坠于下，所以脘腹重坠作胀，食后更甚。中气下陷，内脏失于举托，就会导致便意频数、肛门重坠，甚至脱肛。另外，还会出现胃、肾、子宫等脏器下垂的症状。

3.脾阳虚衰

脾阳虚衰，又称为脾阳虚、中阳不振或脾胃阳虚，是一种证候，主要表现为脾阳虚弱、阴寒内生，导致的主要症状包括纳少、腹胀、腹痛、便溏以及其他阳虚症状。这种情况通常是由脾气虚发展而来，或因摄入过多生冷食物，过度使用苦寒药物，外界寒冷直接侵袭，长期伤害脾阳，或者肾阳不足，命门火力减退，不能温暖脾胃，从而导致脾阳虚衰。

脾阳虚衰的病机特点在于中焦阳气逐渐减弱。由于虚寒内生，寒气凝结，导致持续的腹痛，喜好温暖，同时脾阳虚衰导致消化能力下降，表现为纳少、腹胀、大便清稀，无法完全消化食物。此外，脾阳不足会引起体温下降，表现为四肢发冷、腹部冷痛、偏好热食；或者导致水湿排泄功能下降，水湿停滞在体内，形成痰液或水肿，表现为肢体浮肿、小便减少；水湿下沉，影响带下，表现为带下清稀、色白且量多。脾阳虚衰如果不及时治疗，可能会对肾产生不利影响，最终导致脾肾阳虚。

4.脾虚湿困

脾脏的主要功能是运化水湿，当脾气亏虚时，水湿无法正常运行而积聚在脾脏，反过来又会影响脾的运化功能。因此，脾虚湿困是由脾气虚、脾阳虚导致内湿阻滞的一种病理变化。除了具备脾虚的特征，还有可能伴有脘腹冷痛、四肢乏力、食欲减退、口淡无味或口黏不渴，甚至出现恶心欲吐、大便不实、身体浮肿等症状。

湿邪内蕴有从寒化和从热化的两种趋势，但以从寒化为主要病理发展趋势。若个体体质偏阳虚，易从阴化寒，形成寒湿困脾之证；若个体体质偏阳盛，易从阳化热，或寒湿郁久化热，从而形成脾胃湿热之候。然而，由于湿为阴邪，其性质黏滞，湿盛则阳微，因此以湿从寒化为主要病理发展趋势。

此外，脾虚湿困还可能因外感寒湿或内生寒湿所致。外感寒湿可能是由于淋雨涉水、气候阴冷潮湿、居处潮湿等外部环境因素导致；内生寒湿则可能由于过食肥甘、生冷等食物导致。这些因素会使得寒湿内盛，困阻脾阳，运化失职，从而出现脘腹痞闷、纳呆、便溏、身重等症状。

在临床诊断时，医生需要综合考虑外湿、内湿与脾之间的关系，分清脾虚与湿阻的轻重主次，并根据其相互关系对其病机做出正确判断。针对不同的病机，采取相应的治疗方法。例如，对于寒湿困脾的情况，需要温中健脾、祛寒化湿；对于脾胃湿热的情况，则需清利湿热。

（二）脾阴失调

脾阴失调是指脾的阴液不足，这种情况通常由饮食不节引起，如过度食用辛辣、香燥或酗酒等，导致火热伤中，耗伤脾阴。此外，长期积郁忧思、内伤劳倦等也会导致虚火妄动，消烁阴津，暗伤精血，从而损及脾阴。另外，肾水亏乏或长期服用刚燥辛烈之品也可能导致脾阴亏损。脾阴虚的主要临床表现包括食欲减退、唇干口燥、大便秘结、胃脘灼热、形体消瘦以及舌红少苔等。

二、胃病的病机

胃的功能失调，主要表现为受纳和腐熟功能异常，以及胃失和降而胃气上逆等。常见症状有胃脘胀痛、恶心、呕吐、呃逆、嗳气，以及大便秘结或臭秽等。胃病的病机类型有虚有实，或寒或热。

（一）胃气虚

胃气虚弱，胃失和降，导致胃部功能减弱，是胃气虚的主要表现。这种情况通常是由于饮食不节、劳逸失度或久病失养等因素引起的。胃气虚的病理变化主要包括两个方面：一是胃部受纳功能减退，导致食欲不振、胃脘满闷、饮食乏味等症状；二是胃气虚证，失于通降，导致胃气上逆，出现嗳气、呃逆、恶心、呕吐等症状。

由于脾胃关系密切，胃气虚往往伴随着脾气虚，形成脾胃气虚的状态。这种情况下，患者会出现神疲乏力、头晕目眩、面色无华、四肢不温等症状。

（二）胃阴虚

胃阴虚，是指胃的阴液不足，导致胃失去其正常的濡润和降功能，表现为胃脘部隐隐灼痛、饥不欲食等症状。胃阴虚多由热病伤阴，或久病耗伤阴液，或情志内伤，过食辛辣燥热之品，或温热病后期，肝胆之火横逆犯胃，或脾胃运化功能失调，气郁化火，消烁阴液所致。

胃阴虚的病理变化包括两个方面：第一，受纳、腐熟功能减退，表现为食欲不振、胃脘灼痛、口渴咽干、大便秘结等症状；胃失和降，胃气上逆，表现为脘痞不舒、泛恶干呕、呃逆等症状。第二，胃阴虚还可能伴有阴津亏损、虚热内扰等症状，如口舌干燥、小便短少、大便秘结、舌红少津、苔少或光红少苔、脉细数等。

（三）胃阳虚

胃阳虚是指胃的阳气不足，导致胃的功能减弱，以胃部冷痛和阳虚症状为主要表现。这种情况通常是由于长期食用生冷食物，过度使用苦寒药物，或其他脏腑病变导致胃阳受损，或胃阳素虚引起的。

胃阳虚患者常常感到胃部冷痛，这种疼痛是绵绵不断的，时轻时重，得到温暖后可以暂时缓解疼痛，因此患者通常喜欢温暖和轻压的感觉。此外，胃阳虚会导致胃部水液代谢失调，逆流而上，表现为口吐清水或夹有不消化的食物。由于胃的受纳和腐熟功能减弱，患者可能会出现食欲不振和胃部胀满的症状。同时，胃阳虚患者还会出现一些阳虚的症状，如口淡不渴、倦怠乏力、畏寒肢冷等。这些都是由于阳气虚弱、推动和温煦功能减退导致的。

（四）寒滞胃脘

寒滞胃脘是指寒邪侵入胃腑，导致气机阻滞，表现为胃脘冷痛、恶心呕吐等实寒证状。此病多因过食生冷，或寒邪犯胃所致。其病理变化主要表现在两个方面：一方面，寒邪伤阳，导致消化能力减退，不能正常消化水谷，从而出现恶心呕吐、泛吐清水等饮食不化的病理变化；另一方面，寒性凝滞，侵袭中焦，导致气机阻滞，从而出现胃脘冷痛或突发拘急作痛、口淡不渴等症状。

（五）胃热炽盛

胃热炽盛是指火热壅滞于胃，胃失和降，以胃脘灼痛、消谷善饥及实热症状为主要表现。多因胃阳素盛与情志郁火相并，或因热邪入里，胃火亢盛，或五志过极，化火犯胃，或因嗜食辛辣炙煿之品，化热伤胃所致，以阳盛阴虚，胃腑功能亢进，火热蕴盛为其病理特点。其主要病理变化为：一是腐熟功能亢进，热能消谷，胃火亢盛，故消谷善饥；二是胃失和降，可见口苦、恶心、呕吐；三是胃火上炎，或为齿龈肿痛，或为衄血，火热蕴盛，灼伤胃络，则可见呕血等。

（六）食滞胃脘

食滞胃脘是指因饮食停积于胃脘，导致胃脘胀满疼痛、拒按，同时伴有嗳腐吞酸、气滞等症状的一种病症。此病通常是由于暴饮暴食、饮食不节，或者体质虚弱、胃气不足等原因所导致。当食积于胃脘，胃失和降，气机不畅时，就会引起胃脘胀满疼痛、拒按等症状。同时，胃气上逆，夹带积食、浊气上逆，就会产生嗳腐吞酸、呕吐酸馊食物等症状。当积食下移肠道，阻塞气机时，就会引起腹胀腹痛、肠鸣泻下等症状，同时排出的大便多而臭如败卵。

三、脾与胃病理上的关系

脾与胃相表里，病理上相互影响，表现为纳运失调、升降失常、燥湿不济等。

（一）纳运失调

胃主纳，脾主运，一纳一运，密切配合，共同维持消化功能的正常运转。如果胃不能受纳腐熟水谷，就会导致食欲减退或嘈杂易饥。而脾失健运，则会出现食欲不振、食后饱胀、大便溏泄等症状。在病理状态下，脾胃纳运失调的症状往往同时出现，需要同时调理脾和胃。

脾的运化功能与胃的受纳功能是相辅相成的。纳食主胃，运化主脾，脾运正常则水谷精微得以吸收输布，五脏六腑、经络百骸得以濡养，而胃也得以濡养。胃纳正常则为脾之运化提供源源不断的原料，故胃纳正常是保障脾运健旺的前提。如果脾不运化，胃不受纳，则食物不能正常消化吸收。胃主纳喜通利而恶壅滞，病理上因"滞"而病，表现为脘胀、不能食、嗳气、呕吐、嘈杂或多食善饥。而脾病理上因"湿"为病，若湿困脾土、运化失职则表现为脘腹痞闷、泛恶口腻或肢困肢肿、便溏苔腻。

总之，脾运失司会导致胃纳失常，而胃不受纳则会导致脾无以运。二者在病理上相互影响。

（二）升降失常

胃失和降与脾气不升是相互影响的。脾气的上升需要胃阳的帮助，而胃气的下降则需要脾阴的滋润。胃气不降通常以实证为主，而脾气不升则多以虚证为主。胃气主降，如果胃气不降而上逆，就会导致呕吐、呃逆等症状，并且这种情况多属于火热证。脾主升清，如果脾气不升，中气下陷，就会出现泄泻、脱肛、内脏下垂等症状。

脾升胃降相反相成。如果清气不升，必然会导致浊气不降，而浊气不降也会导致清气不升。因此，治疗这种病症需要健脾和胃、益气消导，以恢复脾胃升降的功能。

（三）燥湿不济

脾脏喜燥恶湿，而胃则喜润恶燥。在正常的情况下，脾脏和胃能够相互协调，保证人体正常的消化功能。当脾脏功能出现异常时，可能会导致水湿停滞，从而引发一系列的症状，如肿胀、腹泻、黄疸等。此外，脾湿还可能导致女性出现带下等疾病。因此，对于脾湿过多的患者，治疗时应该以温燥祛湿为主。

胃燥则是由胃内津液不足或胃火过旺所引起。患者可能会出现口渴、便秘、胃痛等症状。治疗胃燥，则应该以凉润清热为主。

在病理上，脾胃疾病常常相互关联。例如，脾胃虚弱的患者可能会出现胃痛、腹泻等症状；而胃火过旺的患者则可能同时出现口臭、便秘等症状。因此，对于脾胃疾病的治疗，需要综合考虑患者的具体病情，采用相应的治疗方法。

四、脾胃与其他脏腑的病理关联

李东垣认为"内伤脾胃，百病由生"，强调脾胃的病理变化与其他脏腑有着相关的发病机理。脾胃之间的病理影响及二者对他脏所产生的影响乃疾病发生的根源。

（一）脾胃与肝

肝藏血而主疏泄，脾统血而司运化。肝与脾胃之间的病理影响主要表现为食物消化吸收障碍和血液运行失调两方面。

1.肝郁脾虚

肝郁脾虚证是指因肝气郁结、脾气虚弱而引起的一系列症状。这些症状包括胸胁胀满窜痛、腹胀、便溏以及情志抑郁等。此病症多因情志不舒、郁怒伤肝，或饮食不当、劳累过度，导致脾失健运、湿邪内停，进而影响肝的疏泄功能。

由于肝气郁结，经气运行不畅，因此会出现胸胁胀满窜痛的症状。而脾气虚弱则会导致消化功能失常，出现腹胀、纳呆、大便不爽等症状。同时，肝气郁结还会影响情绪，表现为抑郁寡欢、善太息等。若病情进一步发展，气郁化火，则会有口苦咽干、急躁易怒等表现。

2.肝胃不和

肝胃不和是一种因肝气郁结、胃失和降而引起的病症，以胁痛、嗳气、吞酸、情绪抑郁为主要表现。这种病症的病因主要是由于情志不舒，导致肝气郁结，进而横逆犯胃，使胃失和降。

肝气郁结是肝胃不和的典型症状之一，表现为胃脘、胁肋胀满疼痛，走窜不定。另外，胃脘痞满、胃气上逆也是肝胃不和的症状，导致呃逆、吞酸嘈杂等。由于胃受纳失职，患者还会出现饮食减少的情况。在情绪方面，肝胃不和的患者情绪抑郁，善太息，甚至烦躁易怒。

（二）脾与肾

脾为后天之本，肾为先天之本，在病理上相互影响，互为因果。当脾气虚弱时，会导致化源不足，从而易造成肾精亏虚。而当肾阳不足时，无法温煦脾阳，使得脾阳不振，或者脾阳久虚进而损害肾阳，形成脾肾阳虚。这种病理变化主要表现在消化功能失调和水液代谢紊乱方面。

脾肾阳虚是指脾肾两脏阳气亏虚，温化失职，虚寒内生，以久泄久痢、浮肿、腰腹冷痛及阳虚症状为主要表现的一种证候。此证多因久病，耗伤脾肾之阳，或久泄久痢，脾阳损伤，不能充养肾阳，或水邪久踞，肾阳受损，不能温暖脾阳，终致脾阳、肾阳俱虚。

在诊断脾肾阳虚时，需要注意患者的腰腹冷痛、久泄久痢、五更泄泻等与虚寒证状共见的情况。此外，还应注意患者是否有其他症状，如全身浮肿、小便不利、形寒肢冷等。

（三）脾与肺

肺主气，脾益气；肺主行水，脾主运化水湿。故脾与肺的病理关系主要表现在气的生成和水液代谢功能异常方面。

1.脾肺气虚

脾气虚弱，使得水谷精微无法正常化生，无法滋养肺气，导致肺气虚弱，出现一系列脾虚肺弱的症状，如食欲不振、大便溏泄、腹胀满闷、气短乏力、咳嗽痰多等。长期肺病导致肺脏虚损，进而影响脾脏功能，出现食欲不振、大便溏泄、咳嗽痰多、身体消瘦、脘腹胀满等症状。因此，对于脾气虚弱和肺气虚弱的病症，一般会采用补脾的方法，使脾气健运，进而恢复肺气的功能，达到治疗效果。

2.湿聚成痰

脾脏的功能失调会导致水液代谢不利，湿浊内生，聚集形成痰饮，影响肺的呼吸和宣降功能，从而出现咳嗽、喘息、痰鸣等症状。根据中医理论，水液代谢的关键在于脾脏和肺脏的协同作用。脾脏主要负责运化水湿，而肺脏则负责宣降气机，通调水道。因此，治疗时应注重健脾燥湿、肃肺化痰。

另外，如果肺气虚弱，失于宣降，水液代谢也会受到影响，导致水湿停聚，中阳受困，进而出现水肿、倦怠、腹胀、便溏等湿困脾土的症状。因此，中医有"脾为生痰之源，肺为贮痰之器"的理论。在五行之中，土生金，如果脾土久虚，土不生金，则肺金也会虚弱，导致卫外功能减弱，易于感冒。

（四）脾与心

心主血，脾统血，故在病理上表现为血的生成和运行两个方面之间的相互影响，主要有脾气亏虚、心血不足等。

1.脾病及心

脾气虚弱，导致运化功能失职，进而影响血液的化源不足，或者脾脏无法统摄血液，导致失血过多。这些因素都会对心脏产生影响，导致心血不足。在临床上，脾气虚弱的症状包括面色发黄、精神疲惫、食欲不振、大便溏稀等，同时还可能出现出血等统摄失职的症状。心血不足则表现为心悸、失眠、健忘、脉细等症状。

2.心病及脾

心脾两虚是指心脾两脏同时出现气血不足、运化失调、统血无权等病理变化，导致一系列临床证候。心血不足，心失所养，则心悸、失眠、多梦；

脾气虚弱，则食少、腹胀、便溏；气血亏虚，则面色不华、体倦乏力。此外，心脾两虚还可能导致出血性病理改变，如皮下出血、便血、崩漏等。

心脾两虚的病因主要有两个方面：一是思虑过度，耗伤心血；二是饮食不节或脾胃虚弱，导致脾气虚弱，运化失司。心脾两虚的病机是心脾两脏互相影响，最终导致心脾两虚。

第三章　脾胃病辨治要法

第一节　以和为本

一、和法溯源

"和"是中国文化中的重要概念。在《尚书》中有"百姓昭明，协和万邦""律和声"等记载，强调了和谐的重要性。道家将"和"视为"大德"，提出"知和曰常，知常曰明"，认为"知和"即"得道"。《论语·子路》云"君子和而不同，小人同而不和"，强调了和谐的重要性。《孟子》提出"天时不如地利，地利不如人和"的思想，认为和谐是人类社会存在的基础。《荀子》则明确指出"万物各得其和而生，各得其养而成"，强调了和谐的重要性。《礼记·中庸》云："喜怒哀乐之未发谓之中，发而皆中节谓之和。"这些思想都体现了中华文化的"和"思想。

中医学是中国传统文化的重要组成部分，其思维方式和诊疗理念深受中国古代哲学思想的影响。《黄帝内经》强调阴阳调和，认为只有阴阳平衡才能达到身体健康。同时，《黄帝内经》还强调"因时制宜"，即要根据不同季节和气候来调节人体的生理活动，以达到"和"的状态。

《伤寒论》继承了《黄帝内经》"和"的学术思想，并将"和法"应用于临床实践。仲景在《伤寒论》中强调了"和解少阳"的治疗方法，通过使用小柴胡汤等方剂来调和表里，达到治疗疾病的目的。后世医家也普遍认为"和法"是一种重要的治疗方法，并将其广泛应用于临床实践中。

中医学的治疗方法"和法"是由清代医家程钟龄提出的，他在《医学心悟·医门八法》中说："论病之源，以内伤、外感四字括之……而论治病之方，则又以汗、和、下、消、吐、清、温、补八法尽之。"他认为在以小柴胡汤和解少阳时，应根据具体情况与清、温、消、补、汗、吐、下等法联合运用以契合病机。

"和法"是一种通过和解与调和作用，使半表半里之邪得以解除，或脏腑功能失调、气血阴阳失和得以协调平衡的治疗方法。其源于《伤寒论》小柴胡汤之"和解少阳"，但内涵与外延不拘于此。如调和营卫、和解少阳、透达膜原、调和脾胃、调和肝脾、调胆和胃等治法，均属"和法"之临床具体运用。

"和法"既能祛除病邪，又能调节脏腑功能，施法和平，作用缓和，调理全面，应用广泛。其优点在于避免了大寒大热之偏，避峻攻峻补之弊。许二平教授辨治脾胃病以"和"为法，以"调"为主，以"中"为务，以"衡"为求，临证中秉承"执中致和""不偏不倚"的治疗理念，寒热补泻兼施而集于一法，使脏腑气血阴阳之偏盛偏衰归于平复，脏腑生克制化关系趋于平衡。

二、以和为本契合脾胃病证机特点

脾胃是人体的中焦，是气机升降的枢纽。当脾土左升时，肝气和肾水会随之而升；当胃土右降时，肺气和心火会随之而降。如果脾胃气机失常，升降失和，就会导致全身气机紊乱，进而影响其他脏腑的功能。

脾胃属土，肝胆属木。木能疏土又能克土，因此肝胆的疏泄有度对脾胃功能的正常发挥具有重要影响。因此，无论是脾与胃关系的"失和"，还是脾胃与肝胆关系的"失和"，都容易导致脾胃病的发生。

在中医理论中，脾胃被视为"后天之本""气血生化之源"。如果脾胃的生理功能失常，不仅会引起脾胃自病，还会引发其他脏腑功能异常和气血阴阳失调。因此，李东垣曾说过："内伤脾胃，百病由生。"

此外，《灵枢·五癃津液别》中提到"五脏六腑……脾为之卫"，《脾胃论》中也指出："若胃气之本弱，饮食自倍，则脾胃之气既伤，而元气也不能充，而诸病之所由生也"，说明脾胃在人体抗御致病因素方面也发挥着重要作用。

因此，采用平衡协调的"和法"，恢复脾胃的生理功能，使其由反常的"失和"状态趋于正常的"和谐"状态，不仅有利于脾胃病的治疗，也有利于其他脏腑功能的恢复。

三、和法在脾胃病中的应用

胆和胃是人体中两个重要的消化器官，它们之间有着密切的联系。胆胃同居中焦，协同作用，共同参与消化吸收。胆腑对胃腑功能具有促进作用，而从五行生克制化而言，胆木又克胃土，即胆腑对胃腑功能有制约调节作用。胆的功能正常，则胃腑功能强弱适宜，平和有度。胆主升发，胃主和降，胆中清气可引胃气上升，而不使胃和降太过，胃中浊气可引胆气下降，而不使胆升发太过，两者相辅相成，升降有序而处于"平和"状态。

胆胃在生理上相互联系，病理上相互影响。若胆气不升，胆汁失于疏利，则影响胃之受纳腐熟和脾之运化功能，从而出现纳差、呕吐、腹胀、腹泻等症状。反之，若胆气不降，则可影响胃之和降功能，从而出现口苦、呕吐、泛酸、嗳气、食少、善饥、便干等症状。此外，胃腑有热也可逆传胆腑，致使热客胆腑，胆汁疏泄不畅，影响消化吸收，出现口苦、胁肋不舒或疼痛、善太息，甚或目黄、身黄、尿黄等症状。

少阳病的治疗常以和解少阳、清泄胆热为法，而阳明病则以清、下二法为主。然而，如果病邪涉及胆胃二腑，就六经辨证而言，可能属于少阳阳明合病或并病。因此，单纯从胆腑论治或单纯从胃腑论治都可能失去全面性。

胆胃二腑的关系失调是此类疾病的重要原因，因此治疗应该以调和为主，而不是使用大寒大热、大补大泻等治疗方法。此外，少阳病并非仅涉及胆腑，因此在治疗时需要同时考虑少阳阳明之间的变化，以及胆胃二腑的不同之处，兼顾两者的顺逆情况，调整它们之间的失和关系，使升降恢复正常，木土制化，恢复各自的生理功能和两者之间的和谐关系，这才是正确的治疗方法。

小柴胡汤是治疗少阳病的经典方剂，具有和解少阳、疏肝和胃、调和胆胃等功效。其方药主要由柴胡、黄芩、生姜、半夏、人参、大枣、炙甘草等组成，用药平和，攻补得当，进退有度，符合"和法"的用药特点。小柴胡汤在临床应用广泛，可用于治疗胆汁反流性胃炎、反流性食管炎、消化性溃疡、功能性消化不良等脾胃疾病。通过随证加减，可以灵活运用之。对于少阳郁热兼有阳明里实之证，可以依据具体病情采用大柴胡汤或柴胡加芒硝汤化裁治疗。而对于胆热胃寒的患者，则可以使用柴胡桂枝干姜汤加减治疗。

在用"和法"治疗脾胃病的实践中，还可将小柴胡汤与时方联合运用，不但扩大了经方的临床运用，亦使调胆和胃之法更加丰富。例如，对于胆胃气滞、湿阻胃肠之证，用小柴胡汤与平胃散联用化裁；对于胆胃湿热内蕴证，用小柴胡汤与温胆汤或茵陈蒿汤联用化裁；对于少阳胆郁、胃气结滞证，可用小柴胡汤与越鞠丸联用化裁；对于胆气郁滞、胃阴不足之证，以小柴胡汤与益胃汤联用化裁等。在具体用药中，强调中正和平，不偏不倚，重视整体，胆胃同调，以中和之法纠失和之病，使胆胃功能各复其常，木土制化臻于和平。

在以"和法"治疗脾胃病过程中，还应贯彻"柔而不刚""活而不滞""温而不寒"的治疗理念。"柔而不刚"是指在选药时，应选择性质柔和、药力轻灵的药物，避免使用过于刚烈或峻猛的药物，以减少对脾胃的刺激，防止出现不良反应。同时，用药应以调和阴阳、气血为原则，避免矫枉过正，以保持机体内在环境的平衡与稳定。"活而不滞"强调的是保持气血畅通、生机勃勃的状态。脾胃病多为慢性病，病情易反复发作，久病则易导致气血瘀滞。因此，在辨证论治的基础上，可以酌情加入一些具有活血化瘀、行气导滞的药物，如当归、丹参、木香、陈皮等，以帮助畅通气血，促进新陈代谢。"温而不寒"是指药性应保持适当的温性，以激发脾胃的生机和温运气血。过寒的药物可能会使脾胃呆滞，影响气血运行。因此，在处方时，应保持药性的适中，避免过于寒凉或过于温燥。

第二节　以通为用

《说文解字》中提到，"通，达也"，即通达、顺畅的意思。在中医理论中，疏通人体的经络、气机、气血等，使其畅通无阻，是维护身体健康的重要方法。通法有着广泛的应用范围，既可以用于治疗实证，也可以用于治疗虚证。根据不同的病症和病因，通法可以采取不同的方式，如通下利便、宣肺通气、理气活血等。在应用通法时，需要注意通法并非单纯地使用攻下药物，而是需要根据患者的体质和病情，合理选用不同的治疗方法。同时，在应用通法时需注意药物的用量和使用时间，避免过度使用导致身体损伤。

一、通法溯源

通法最早可以追溯到《黄帝内经》时代，并作为重要的治疗思想贯穿始终。首先，从阴阳的角度来看，阴阳以通顺为常，如果阴阳不通，就会导致疾病的发生。如《素问·阴阳应象大论》中所述"阴胜则阳病，阳胜则阴病"，指的就是阴阳不通则会导致病理状态。其次，从脏腑的角度来看，如果脏腑之气不通，就会导致全身气机失常，甚至产生厥逆之变。再者，从经络的角度来看，经络通行气血，濡养脏腑组织，绵延贯通全身，如果经络气血不通，就会导致机体气滞血瘀，甚或产生痿软、疼痛、瘫痪等症。因此，"通法"在疾病的治疗中占有举足轻重的地位。

张仲景在《伤寒杂病论》中运用了通法的思想，强调保持五脏六腑气血充实、营卫通畅，才能维持人体健康安和。在疾病治疗方面，他提出使用汤药荡涤五脏六腑、开通经脉壅阻、破散邪气、润泽肌肤、营养气血等作用。同时，张仲景针对人体湿、热、痰、瘀、郁、滞的不同病理表现，创立了一套"通"法体系，包括解表发汗、活血化瘀、行气化痰等。从表里和上下角度来看，张仲景认为应根据病位的不同，采用不同的涌吐或通下里邪的方法，以通为治。这些方法均基于通法的思想，旨在恢复人体气机的通畅，从而治愈疾病。

通法在后世亦得到了继承和发展。北齐名医徐之才明确提出"宣、通、补、泻、轻、重、滑、涩、燥、湿"十剂，其中"通可去滞"的思想成为主流。这一思想主张使用如通草、防己等中药材，以宣通体内瘀滞壅阻。

隋代著名医学家巢元方的著作《诸病源候论》，将"通法"思想融入了多个疾病门类。例如，在风诸病、虚劳诸病、腰背诸病、解散诸病、热诸病、黄诸病、气诸病、咳嗽诸病、淋诸病、心痛诸病、腹痛诸病等门中，都涉及了"通法"的治疗思想。这一时期的"通法"主要强调的是通过各种手段疏通体内气血，使气机调畅，从而治疗疾病。

到了金元时期，张从正作为攻下派的代表医家，进一步发展了"通法"。他主张使用汗、吐、下法治疗疾病，认为凡是属于麻、痹、郁、满等病症，都可以通过"通法"进行治疗。他常用木通、海金沙、琥珀、大黄等药物来疏通气血，调畅气机，从而达到治愈疾病的目的。同时，他也强调了"陈莝去而肠胃洁，癥瘕尽而荣卫昌""上下无碍，气血宣通，并无壅滞"的观点，说明了"通法"在攻邪和扶正中的重要作用。

朱丹溪作为滋阴学派的代表人物，注重滋阴养血的治疗方法。然而，"通法"的思想也贯穿于他的治疗理念中。他认为，"气血冲和，则万病不生，一有怫郁，则诸病生焉"。因此，在治疗痰湿壅结于上的疾病时，他提倡使用"探吐"法来涌吐通滞。他将"通法"的理念与滋阴学说相结合，形成了一种独特的治疗方法。

刘完素在《素问病机气宜保命集·本草论》中也提到了"留而不行为滞，必通剂以行之"的观点。他认为水病、痰癖等病症，应该使用木通、防己等药品来攻其里以助其通。他强调了"通法"在治疗这类疾病中的重要作用，并将"通法"与药物治疗相结合，形成了具有特色的治疗方法。

"温补派"的代表人物张景岳在《景岳全书·标本论》中指出，各种疾病应当以治本为主，但中满和小大不利这两种症状则应当治标。由于中满会导致上焦不通，小大不利会导致下焦不通，因此需要先用通法治疗标病，以便开通气机升降的道路。上下焦畅通后，再使用益气、温阳之法治疗本病。在紧急情况下，应当治标以开通道路；在病情缓和时，则应当治本以调理根本。标本兼治可获得最佳效果。在癃闭篇中，他也提倡使用通法治疗，使腑气通畅，小便得以排泄。对于非风诸证，可通过灵活运用通经之法进行治疗，根据不同的证型选择用药。

叶天士是清代温病学家，他的学术思想中强调了"凡病宜通"的治疗原则。他擅长使用通络法、通阳法、通补法等治疗方法，并在临床实践中灵活运用。他认为气血和畅是疾病治愈的关键，而络脉是气血津液运行的通道，因此他提出了"络以通为用"的治疗原则。他总结出了辛润通络、虫蚁通络、络虚通补三法，对络病的治疗具有重大意义。

对于脾胃病的治疗，叶氏也有独到见解。他认为治疗胃脘痛应该用通补胃阳法，常用附子、干姜、桂枝、陈皮、半夏等入药。他还提出了"理中焦，健运二阳，通补为宜，守补则谬"的治疗原则。在治疗便秘时，叶氏多从气血阴阳入手，常用紫菀、杏仁、枇杷叶等理肺之品，通过宣肺气以通二便。

温病学家吴鞠通在继承张仲景通法的基础上，针对温邪兼症的不同，提出了开窍通下、宣肺通下、化痰通下、清热通下、滋阴通下、扶正通下等一系列治法，丰富了通法的内涵。吴氏创立了 7 个承气类方，其应用也从温病扩展到了临床各科。

二、以通为用契合脾胃病证机特点

脾胃在人体中扮演着重要的角色，它们是气血阴阳、气机升降的枢纽，负责将营养物质输送到全身各个部位，并调节身体的各种功能。如果脾胃功能受损，就会导致气血不畅，身体各个部位得不到充分的营养，从而引发各种疾病。

脾胃之间有密切的关系，脾主升清，以升为健；胃主通降，以降为和。脾胃升降相因，纳运相得，它们之间的协调平衡是维持人体健康的重要条件。

当外感六淫、饮食不节、痰饮内停、情志失调等致病因素作用于人体时，脾气升清不利，运化失常，就会影响胃的受纳与通降。如果胃中气机不降反升，胃气上逆，则又会出现恶心、呕吐、嗳气、反酸等症。

如果胃气不利，通降不顺，又会影响脾之升清与运化，则会出现畏寒肢冷、精神萎靡、腹胀泄泻、倦怠少气等症。

《素问·阴阳应象大论》云："清气在下，则生飧泄；浊气在上，则生膜胀。"这说明脾胃为气机升降之枢纽，疏通全身气机，且胃属六腑之一，六腑以通为用，尤其胃腑以通为顺，不通则病。因此，通法在脾胃病中的应用非常广泛。

三、通法在脾胃病中的应用

通法列于八法之外，却又融入八法之中，有广义和狭义之分。狭义的通法主要指的是通利二便，也就是促进排泄和排尿的过程。而广义的通法则包括疏通脏腑经络，消除体内壅滞，通畅气血津液等多个方面。

在中医理论中，人体内部的各种生理机能是相互关联、相互影响的。当某个部位出现问题时，往往会引发其他部位的不适。因此，中医治疗的目标之一就是通过调节整体机能，使各个部位恢复正常运转。而通法正是实现这一目标的重要手段之一。

在具体实践中，通法的应用范围非常广泛。例如，针对气血不和的情况，可以通过调和气血的方法来达到疏通经络的目的；针对体内有湿热的情况，可以通过清热利湿的方法来达到消除体内壅滞的效果；针对虚证的情况，可以通过补益的方法来达到通畅气血津液的作用。

（一）升阳通表

《素问·举痛论》曰："炅则腠理开，荣卫通，汗大泄，故气收矣。"《素问·阴阳应象大论》又云："其有邪者，渍形以为汗，其在皮者，汗而发之。"由此可知，出汗的基本原理为阳气蒸发，腠理开泄，则营卫通利，津液外散。而人体营卫二气由后天水谷所生，如《素问·痹论》所云"营者，水谷之精气也"；后天水谷又仰赖于脾胃化生，如《素问·灵兰秘典论》所述"脾胃者，仓廪之官，五味出焉"。可见，腠理开阖与脾胃功能关系密切。若脾胃失健，则水谷精微不化，气、血、津液输布不利，进而皮毛闭塞，汗孔不畅。恰如尤在泾所言："中者，脾胃也，营卫生成于水谷，而水谷转输于脾胃，故中气立，则营卫流行而不失其和。"又如《素问·至真要大论》

云："开发腠理，致津液，通气也。"反之，对于中气不足的脾胃病，亦可通过升阳通表的方法以激发阳气，最终达到阴阳调和、阴阳通顺的目的。

（二）通下里邪

《素问·阴阳应象大论》提出了"其下者，引而竭之；中满者，泻之于内……其实者，散而泻之"的治疗原则。针对不同类型的邪实证，可以采用通下法进行治疗。具体而言，根据不同的病症表现，通下法可以分为温下、寒下、润下、逐水四种方法。

在脾胃病的治疗中，如果是因为脾阳不足、阴寒冷积导致的大便不通，可以采取温通里邪的方法进行治疗。代表方为温脾汤、大黄附子汤等。如果是因为邪热犯胃、阳明腑实导致的高热便秘、热结旁流，应该采用寒下通滞的方法进行治疗。代表方为大承气汤、小承气汤、调胃承气汤等。如果是因为素体阴虚、热邪灼津导致的大便秘结，可以采取润下通泻的方法进行治疗。代表方为润肠丸、麻子仁丸等。如果是因为气机阻滞、水饮内停导致的大便不通，可以采取通下逐水的方法进行治疗。使水饮从大便而解，代表方为十枣汤等。

（三）通经活血

《难经·四十二难》提到："（脾）主裹血，温五脏。"这意味着脾脏在身体中扮演着重要的角色，它能够包裹血液并温暖其他内脏。如果脾脏功能虚弱，就会导致营气化生不足，无法控制血液的运行，从而引起各种出血疾病。

在中医理论中，饮食不节、起居不时等因素会损伤脾胃，进而导致各种疾病。如果脾胃受损，纳化功能就会受到影响，元气也会变得虚弱，各种邪气容易侵袭人体，导致脘闷、痞积、关格、吐逆、腹痛、泄痢等症状出现。

此外，经络在人体中起着重要的作用。它们是气血运行的通道，能够将气血输送到全身各个部位。如果经络不通畅，就会导致气血运行不畅，从而引起各种疾病。因此，通经活血法在脾胃病的治疗中具有广泛的应用。

根据《黄帝内经》的治疗原则，当经脉不通、气滞血瘀导致胃痛、腹痛时，可以使用失笑散、丹参饮、血府逐瘀汤等通经活血的方剂来治疗。如果血瘀日久形成积聚癥块或久疟疟母，则可以使用鳖甲煎丸等方剂来软坚散结。

（四）通和气机

中医认为，许多疾病都源于气滞，因此"滞"不仅包括痰饮、瘀血、水湿、虫阻等有形之邪，更涵盖了无形之气滞。张景岳指出，"血必由气，气行则血行。故凡欲治血，或攻或补，皆应以调气为先"。由此可见，行气法在脾胃病的辨证论治中具有重要意义。脾气主升，胃气主降，气以流通为顺。如果脾胃升降失常，则中焦气机失调，导致胃脘堵塞，从而引发痞满、噎膈等症状。此时可以选用泻心汤、五磨饮子、厚朴温中汤等行气导滞、疏通气机的药物。《黄帝内经》非常重视胃气的"和"，如《素问·逆调论》中说："胃不和，则卧不安"，又如《灵枢·五味论》中所言："胃中和温，则下注膀胱。"脾胃是人体的气机升降枢纽，如果胃气不和，则气行失常，从而引发各种疾病。张仲景将"阴阳和"作为疾病向愈的标准，认为调和营卫、调和寒热、调和气机的最终目的是使阴阳自和。小柴胡汤是调和气机的代表方剂，通过疏通上焦气机，使肺气迅速下降，津液得以下行，胃气得以和谐。阴阳自和也是阴阳顺通的表现，这里的"和"实际上体现了"通法"的思想。

（五）温里通阳

《素问·生气通天论》中提到："阳气者，若天与日，失其所则折寿而不彰。"这强调了阳气对于生命的重要性。而《四圣心源》也指出："脾主运化，水谷入胃，消于脾阳。"这表明脾的运化功能与阳气的作用密切相关。

当脾阳亏虚时，太阴虚寒，人们可能会出现畏寒肢冷、神疲乏力、腹胀泄泻等症状。严重的情况下，甚至可能出现阳气虚衰，四肢厥逆。针对这种情况，张仲景在《伤寒论·辨太阴病脉证并治》中提出"当温之，宜服四逆汤"的建议，并常使用理中汤、四逆汤等方剂来温里通阳，恢复脾的运化功能。

由于水之制在脾，水之主在肾，所以如果脾肾阳虚，不能化水，就可能出现阳虚水泛之证。此时，可以使用真武汤来温阳利水。而《临证指南医案》也指出，当出现肿胀呕恶、大便不爽等症状时，属于胃阳衰微，升降失司，应该使用温通阳气的方法来治疗。

灸法是一种古老的通阳手段。《中藏经》中提到："灸，起阳通阳。"艾灸特定穴位可以温通人体阳气，对于素体阳虚、脾阳不振的人，建议使用督灸法进行治疗。督灸是一种在人体脊柱上施以隔物艾灸的特色外治疗法，可以平衡阴阳、协调诸经、调整人体虚实，安全可靠，可以广泛应用于临床。

综上所述，人以通为安，胃气贵在流通，不通生百病，一通病不生，治疾宜以通。通法是脾胃病的常用治法，临证需究气血阴阳、寒热虚实之不同，活用通法，随证治之。是故祛其邪，通其道，则病可愈。

第三节　祛湿为要

一、祛湿法溯源

"湿"在《易经》和《说文解字》中都有所提及。中医理论认为，湿是六气之一，是万物生长化收藏和人类赖以生存的必要条件。湿在人体内有着重要的作用，它与人体合和的规律在天为湿，在地为土，在体为肉，在气为充，在脏为脾。湿的性质是静兼的，其德为濡，其作用为化，其颜色为黄。当湿气反常，超出人体适应能力，或人体正气不足，不能够适应外界变化时，可出现湿邪致病。湿邪有内外之分，既是致病六淫之一，也是内生五邪之一。外湿与外界气候、居住环境潮湿等因素有关；内湿的形成主要由外感六淫、七情内伤、饮食不节等原因导致。

中医认为湿性重浊、黏滞，易阻滞气机，损伤阳气，且致病广泛，缠绵难愈。湿邪致病可表现为肢体困重、脘腹胀闷、食欲不振、大便溏泄等症状。湿邪的治疗方法包括健脾祛湿、利水渗湿、温化水湿等。在预防方面，应注意居住环境干燥通风，避免外感湿邪，饮食清淡，适当锻炼以促进体内水液代谢。

祛湿法作为中医的重要治疗方法，历史悠久，应用广泛。它通过药物的温燥、渗利和芳化等作用，调节水液代谢、祛除湿邪。在秦汉时期，祛湿法初见雏形，《黄帝内经》对湿病的成因、症状以及治法有初步的记载。到了东汉，张仲景对湿邪有了更为详尽的治法，《金匮要略》中有湿病、痰饮病以及水气病等专篇论述。隋唐时期，祛湿法得到了较大的发展，孙思邈在《备急千金要方》中记载了治水气病方49首。王焘在《外台秘要》中则提出了五种治疗痰饮病的方法。宋金元时期，祛湿法的内涵更加丰富，李东垣强调健脾祛湿、升阳除湿，而朱丹溪则主张"外湿宜表散，内湿宜淡渗"，在治疗上倡导三焦分治。明清时期，祛湿法逐渐成熟，张景岳在《景岳全书》中指出治疗阳虚者只需补阳，而治疗阴虚者则需壮水，从而进一步发展了祛湿法。叶天士则强调在祛湿的同时注重调理气机，认为气行则湿化，气机畅达则水湿可除。吴鞠通在三焦辨证的基础上对祛湿法有颇多发挥，《温病条辨》中记载了许多祛湿方剂。

二、祛湿为要契合脾胃病证机特点

吴鞠通在《温病条辨》中指出，脾主湿土之质，易受湿邪侵袭，因此中焦湿证较多。湿邪与中焦脾胃的关系密切，脾胃为后天之本，是人体气血生化之源，滋养五脏六腑、四肢百骸。脾主运化，既运化水谷以化生人体所需的气血津液，又运化水液以滋润营养脏腑，并将多余的水液转化为汗、尿排出体外。如果脾失健运，不仅会影响食物消化和水谷精微的吸收，还会导致水液在体内停聚，产生水湿、痰饮等病理产物，甚至出现水肿喘满之证。同时，脾喜燥恶湿，无论是内湿还是外湿，都容易困遏脾胃，导致脾气不升，影响脾胃功能的正常发挥。因此，治疗脾胃病时，尤其要注重祛湿法的运用，即所谓"治湿不理脾，非其治也"。

三、祛湿法在脾胃病中的应用

（一）健脾化湿

健脾化湿法是一种使用燥湿健脾或益气健脾的药物来帮助脾胃运化，从而祛除体内湿邪的治法。脾胃是运湿的主要器官，通过调理脾胃可以促进水湿的运化和津液的输布，从而恢复正常的生理功能。健脾化湿法常用于治疗湿阻中焦证，特别适用于长期湿邪困扰的患者。

在健脾化湿的治疗过程中，需要以"治中焦如衡，非平不安"为指导思想，采用温和适中的方法来补脾健脾以祛湿。患者通常会表现出头身困重、倦怠乏力、腹胀纳差、面色萎黄、体形消瘦、肠鸣泄泻等症状。常用的方剂是参苓白术散加减。《医方考》中提到，此方可以"通天气于地道"，意思是通过调理脾胃，使湿邪得以祛除，同时还能恢复脾气的正常功能。这种证候通常会伴随着脾气虚弱的症状，因此方中白术、山药、薏米等药物最好炒用。这些药物经过清炒后，会产生焦香之气，这种焦香可以愉悦脾胃，提高脾的功能。特别是白术、山药和薏米这三种药物，它们是祛除脾湿的重要药物，可以适量加大剂量使用。《本草经疏》中提到薏米"性燥能除湿，味甘能入脾补脾，兼淡能渗泄"，说明薏米具有除湿、补脾、渗湿等多种功效。《医学衷中参西录》中提到山药"能滋阴又能利湿，能滑润又能收敛，性较平和"，说明山药既能滋阴又能利湿，具有平和的药性。

如果患者的脾虚症状较重，应注重益气健脾药的应用，如党参、黄芪等甘温之品。这两种药物合用，可以达到益气补脾、健运除湿的效果。如果遇到便溏症状较严重的情况，可以将炒白术与苍术同用。《本草衍义补遗》中提到苍术"治湿，上、中、下皆可用，又能总解诸郁"，说明苍术具有广泛的治疗湿邪的效果。

（二）淡渗利湿

淡渗利湿法是一种利用甘淡渗利的药物来渗利湿邪，使湿邪从小便排出的治疗方法。在《黄帝内经》中，这种治疗方法被称为"洁净府"。人体通过脾气的散精作用，将津液首先上输于肺，然后通过肺的通调水道作用，将津液下输膀胱。在肾气的蒸化作用下，清阳上升，浊阴下降，清者散布于全身，浊者转化为尿液排出体外。然而，当湿邪阻滞于局部时，会导致清阳不升，浊阴不降。此时，淡渗利湿法可以给邪气以出路，使水湿复行于水道，从而驱邪外出。

淡渗利湿法常用于治疗水湿壅盛之证，如水肿、泄泻、脘腹胀满、四肢困沉等症状。五苓散加减是常用的治疗方法，其中茯苓、泽泻、滑石、通草等药物都具有除湿的作用。茯苓被视为除湿之圣药，具有"位于中土，灵气上荟，主内外旋转、上下交通"的作用；泽泻则被《景岳全书》誉为除湿止渴圣药；滑石则被《汤液本草》称为"行水专利小肠"之用。

然而，湿为阴邪，容易困遏脾阳，损伤阳气。因此，在运用淡渗利湿的同时，需要加入少量温阳药，如附子、桂枝、生姜等辛温行散之品。这些温阳药可以辛以散之、温以行之，即所谓"治痰饮者，当以温药和之"。

（三）通腑泄浊

通腑泄浊法是一种通过通导肠腑、祛除湿邪的治法。在临床实践中，一些体态臃肿、大腹便便的患者往往伴随着尿酸、血脂、血压偏高，或者反酸胃灼热、便溏泄泻等症状，这些都可以归属于通腑泄浊法的应用范围。

叶天士曾经说过："酒客里湿素盛"，《素问·痹论》也提到："饮食自倍，肠胃乃伤。"这说明，如果平素饮食不节制，过度饮酒等，都会导致湿浊内生，困阻脾胃。脾胃失其升清降浊之职，中焦气机壅滞不畅，形成浊阻中焦之痞证。对于这种症状，可以使用半夏泻心汤进行治疗。该方剂可以辛开苦降、交通上下而泄其浊，正如《伤寒明理论》所言："欲通上下，交阴阳，必和其中……以补脾而和中，中气得和，上下得通，阴阳得位，水升火降"，这样就能够消除各种症状。

在使用半夏泻心汤时，可以适当地加大黄芩、黄连的用量。对于体态偏胖、平素便溏的患者来说，服药后可能会有一些腹泻，这是通因通用、涤浊泄满的作用。清半夏、陈皮是常用的药对，《本草备要》中提到陈皮具有辛能散、苦能燥能泻、温能补能和等特性。它可以同补药一起补，同泻药一起泻，同升药一起升，同降药一起降。此外，还可以佐用枳实、厚朴、砂仁、木香等理气化滞之品，以调畅气机，促进脾的运化功能，补中蕴通，有"通补"之意。

（四）清热祛湿

清热祛湿法是一种使用泻火解毒、清热燥湿的药物来祛除中焦湿热浊邪的治法。薛生白指出："太阴内伤，湿饮停聚，客邪再至，内外相引，故病湿热。"这种治疗方法主要针对湿热壅滞证，常见症状包括胸闷腹胀、口苦纳差、身热不扬、汗出如油、脱发等。湿邪属于阴邪，具有重、浊、黏、滞的性质，而湿热相互作用，湿热会凝结成块，难以消散，就像油滞在面中一样，一旦进入人体，往往难以代谢。这时可以使用清中汤、行中汤、二陈平胃散等方剂来进行治疗。其中，行中汤是一种自拟方，由半夏泻心汤结合枳术丸为主方并进行适度调整，主要治疗胃脘胀满、痰湿蕴脾的证候，功用为行气导滞、消痞除满。行中汤共有 9 味药物，属于阳数奇制，阳动而行。半夏、干姜辛温扶脾运升清；黄连、黄芩、枳实苦寒敛君相火热，燥湿坚阴；党参、白术、炙甘草、大枣甘平以入中宫培土。这些药物联合使用，共同促进阴阳平衡，使中焦气机更加畅通。

（五）疏肝化湿

疏肝化湿法是一种使用疏肝健脾药物，通过调理肝脾，祛除湿邪的治法。湿邪是一种有形的邪气，容易阻滞气机。湿阻会导致气滞，而气滞又会加重湿阻，形成恶性循环。因此，治疗湿邪需同时调理气机。

肝主疏泄，可以疏通和畅达全身气机，进而促进精、血、津液的运行输布、脾胃之气的升降以及情志的畅达。如果水液代谢不畅，会导致痰聚和气滞。因此，治疗水湿内停需要理气化湿。逍遥散是一种常用的方剂，可以治疗肝郁气滞、水湿内停的病症。

在临床实践中，疏肝化湿法常用于治疗肝郁气滞、水湿内停的病症。逍遥散可以随证加减，灵活变通。常用的药物包括川芎、香附、郁金、枳壳、藿香、佩兰等。孙思邈认为"湿邪日久，必兼血瘀"，许二平教授在祛除湿邪的同时注重活血化瘀药的运用，以活血利水，祛湿兼以活血，湿去更助化瘀，使血行则气行，气行则湿化。此外，更加注重理气药的使用，柴胡、白芍伍以枳壳、香附等气分药，疏肝理气以助其升发之性，气道畅则水液自行；亦可佐用藿香、佩兰等芳香化湿药，以化湿醒脾，以补中气。

祛湿法是中医学的重要治法之一，应用广泛。在应用此法治疗脾胃病时，应仔细考虑正邪关系。在疾病的初期，以祛邪为主，趁早驱逐客邪，以免邪气深入，病情恶化。同时，要了解湿邪的性质，因势利导，给邪气以出路。在治病后期，注重顾护正气，扶正祛邪，使脾运得健，湿邪得除，以达到更好的治疗效果。

第四节　寒热并用

寒热并用法是一种在中医理论指导下，针对寒热错杂疾病特点的治疗方法。通过合理配伍寒凉与温热两种对立药性的药物，达到相反相成、综合治疗的效果。清代何梦瑶在《医碥》中提到："寒热并用者，因其人寒热之邪夹杂于内，不得不用寒热夹杂之剂。"寒热并用法是对《黄帝内经》"治寒以热""治热以寒"治法思想的综合运用和升华。通过寒热药物的合理配伍，既利用了药物固有性味及功用的优势，又通过组合搭配，抑制了各自在治疗中的弊端。

一、寒热并用法溯源

寒热并用法是一种古老的医学方法，其起源可以追溯到《黄帝内经》时期。经过张仲景的系统运用，这种治疗方法被后世医家继承和发展。在《素问·至真要大论》中，明确了单纯寒证或热证的治疗方法，即"寒者热之，热者寒之"。然而，临床中出现的病证往往错综复杂，并非单一治法所能涵盖。例如，《素问·标本病传论》提到："谨察间甚，以意调之，间者并行，甚者独行。"高士宗认为，所谓的"并行"，即"补泻兼施、寒热互用也"。

《伤寒杂病论》是寒热并用治疗法的代表性著作。张仲景经常在同一处方中组合具有相反寒热属性的药物，用于治疗因伤寒疾病治疗不当或误治导致的寒热混杂症状，为寒热并用治疗方法的奠基人。例如，治疗表寒里热的大青龙汤、清上温下的栀子干姜汤、寒热平调的半夏泻心汤以及治疗寒热格拒的四逆加猪胆汁汤、白通加猪胆汁汤等。自此，寒热并用法在后世的应用越来越广泛。例如，南北朝时期的《小品方》记载了诸多寒热并用法组方的方剂，以治疗外感热病，对后世外感病的辨治产生了深远的影响。宋代庞安时提出温病初期须在发表剂中酌情配伍苦寒解毒药，并创制了暑病代桂枝并葛根证、暑病代麻黄证、暑病代青龙证、暑病代葛根麻黄证四方，为后世刘完素等医家的表里双解等治疗方法奠定了基础。

刘完素提出，辛甘热药都有发散的特性，但若使用不当，反而会使病情加重。因此，在使用这些药物时，需要加入寒药以平衡其热性，避免以热增热。在治疗表证未解而里热已成的情况下，单纯使用辛温发散或清泄里热的方法是不够的，必须采用"表里双解"的方法来解表泄热，例如使用防风通圣散、双解散等。朱丹溪在治疗湿热痰痞、诸郁开结时，会同时使用苦寒与苦温的药物，例如二妙散、左金丸等。李东垣在治疗脾胃内伤病时，擅长使用黄芪、人参、甘草等"甘温阳药"，同时配合黄连、黄芩、黄柏等"苦寒阴药"以"泻阴火"。这种用药方法为后世内伤病的证治奠定了理论基础。

近代张锡纯则主张寒热相济、性归和平的理念，他常用的寒热药对包括黄芪—知母、桂枝—龙胆草、肉桂—大黄等。他认为，黄芪温补升气、知母寒润滋阴，它们相结合具有"阳升阴应、云升雨施"的特点。而在治疗胁下胃口疼痛时，他认为桂枝不仅是升肝要药，还是降胃要药。他常使用桂枝和龙胆草，通过将它们搭配使用，以使其性质回归和平，从而发挥最大的益处。在处理肝郁气逆、肝郁易怒引发的血证时，张锡纯则运用肉桂和大黄，配以代赭石。他指出，"平肝之药，以桂为最要……而单用之则失于热；降胃止血之药，以大黄为最要……而单用之又失于寒。若二药并用，则寒热相济，性归平和，降胃平肝，兼顾无遗。"

二、寒热并用契合脾胃病证机特点

脾胃的生理特性使其容易形成寒热错杂的证候。在《黄帝内经》中就有关于寒热错杂证候的记载，如胃中寒、肠中热导致的胀满泄泻，以及胃中热、肠中寒导致的饥饿痛和小腹胀痛。就脾胃而言，胃为阳明燥土，邪入阳明多化燥成实，故以热证、实证多见。脾为太阴湿土，其气易虚，寒湿困阻脾阳，故以寒证、虚证多见。

此外，脾胃纳化相依，燥湿相济，升降相因，脾与胃关系密切，在生理上相互联系，在病理上亦相互影响。因此，常脾与胃同病而形成寒热错杂之证。胃热脾寒、胃实脾虚是很多慢性脾胃疾病的病机特点，也是慢性脾胃病久病不愈的一个重要转归。

对于慢性脾胃疾病，特别是那些一直反复发作的情况，仅仅使用传统的理气、健脾、化湿、温中、清热、养阴等疗法往往难以取得理想的疗效。因此，根据脾胃的生理特性和病机特点，当明确病情中寒热的主次关系后，可以采用寒热并用的治疗策略来指导用药，通常能够获得更好的治疗效果。

三、寒热并用法在脾胃病中的应用

（一）平调寒热

平调寒热法用于处理寒热错杂、升降失常、中焦寒热交杂引起的痞证，也就是《伤寒论》中所称的"心下痞"。其典型症状包括心下痞满、恶心呕吐、嗳气不除以及肠鸣下利等。在实际治疗中，半夏泻心汤是代表性的方剂。对于脾胃虚弱的患者，可以结合使用枳术丸，或者改用甘草泻心汤。如果肠鸣是主要症状，可以考虑采用生姜泻心汤。对于嗳气较为突出的患者，可以根据具体情况使用旋覆代赭汤加减治疗。

（二）清上温下

清上温下法适用于治疗上热下寒证，常见于久泻久利之胃热肠寒证，也适用于溃疡性结肠炎的慢性迁延期，症状包括腹泻伴脓血、便中有红白相间的成分、里急后重、腹痛喜暖等。此法主要通过乌梅丸加减来治疗，如果热重寒轻，则可采用葛根芩连汤合四君子汤加减治疗。

（三）清肝暖脾

清肝暖脾法适用于治疗肝热脾寒或肝热脾湿证。在脾胃疾病中，经常会出现肝强脾弱的情况，这是因为肝木容易乘脾土。肝木容易变得强大和旺盛，而脾土则容易受到寒邪和湿邪的侵袭。寒邪会导致气机收敛，不通则痛，因此肝热脾寒证常出现在胃痛、腹痛等病症中。此时，临床可以采用丹栀逍遥散合四君子汤加减的方剂进行治疗。而湿邪则容易阻滞气机，因此肝热脾湿证常出现在痞满、泄泻等病症中。此时，临床可以采用丹栀逍遥散合二陈平胃散加减的方剂进行治疗。

（四）治寒佐寒

治寒佐寒是指在治疗脾胃虚寒证时，除了使用温热药物作为主要治疗手段外，还会适当加入一些寒凉药物作为辅助治疗。这是因为脾胃虚弱时，其运化功能会受到影响，容易导致湿邪和宿食积滞等问题。这些问题如果得不到及时解决，久而久之就会酿生内热，形成本虚标实的证候。这种证候常见于痞满、便秘等疾病。以常用于治疗脾胃阳虚证的药物理中丸为例，如果在治疗过程中发现患者胆火较旺，或者同时伴有饮食积滞化热的情况，可适当加入黄连或黄芩等寒凉药物，以清散积热。这些寒凉药物的使用量一般较少，通常为3～6克，但若患者的胆火特别旺盛，可能会用到6～10克。

（五）治热佐热

治疗脾胃热证时，如果只使用大量的清热药，往往不利于湿邪的消散。为了更好地清除湿热，可以在治疗过程中加入少量的芳香温化药物，例如苍术、白豆蔻、砂仁、佩兰等。这些药物可以醒脾运脾，促进湿气的消散，从而使热邪失去依附，更有利于治疗。

对于脾胃实热之证，也不宜过度使用寒凉药物。在初期，可以单纯使用清热药物进行治疗，而在后期，则可以使用陈皮、茯苓等理气健脾药物进行调理。这些药物可以帮助恢复脾胃功能，促进身体的恢复。

此外，脾胃病治疗不当往往会导致寒热不均的现象。这种情况下，如果单纯使用补益药物，反而会滋腻助邪，不利于身体的恢复。因此，在治疗过程中，需要考虑患者的具体情况，适当地加入消导通利药物，使元真通畅，人即安和。

第五节　调理气机

调理气机是中医治疗疾病的重要方法之一，旨在针对气机失调的病证，通过调整气机的升降出入，使体内气机恢复调畅。脾胃位居中焦，是气机升降之枢纽，因此调理气机在脾胃病的治疗中尤为重要。

中医理论认为，气机的升降出入与脾胃的功能密切相关。脾主运化，主升清；胃主受纳，主降浊。如果气机的升降出入失衡，就会导致脾胃功能失调，进而引发其他疾病。因此，调理气机可以有效地改善脾胃功能，促进疾病的康复，在脾胃病的治疗中具有重要意义。同时，调理气机还可以预防其他疾病的发生，提高患者的生命质量。

一、调理气机法溯源

调理气机法是一种调理人体气机升降出入的治法，最早见于《黄帝内经》中的《素问·六微旨大论》篇。该篇中提到："气之升降，天地之更用也"，"故非出入，则无以生长壮老已；非升降，则无以生长化收藏。是以升降出入，无器不有"。说明气机的升降出入是宇宙万物的普遍现象与规律，人体脏腑的生理变化，都是气机升降出入的结果。如果气机升降出入失调，会导致相应脏腑及经络出现气血失调的病理变化，《素问·六微旨大论》中提到："无不出入，无不升降……四者之有，而贵常守，反常则灾害至矣。"说明调理气机的重要性。

关于调理气机的治则与治法，《黄帝内经》中也有丰富的记载。如《素问·阴阳应象大论》中提到："其高者，因而越之；其下者，引而竭之；中满者，泻之于内""气虚宜掣引之。"《素问·至真要大论》中提到："惊者平之，结者散之，散者收之，上者下之。"《素问·离合真邪论》中提到："以上调下，以左调右。"《素问·气交变大论》中谓："高者抑之，下者举之。"《灵枢·经脉》中云："陷下则灸之。"

《伤寒论》中的气机升降失调是一种常见的病机，它贯穿于整个六经辨证体系中。张仲景针对人体气机升降出入理论，研发出了许多有效的方剂。例如，阳明胃（大肠）喜润恶燥，以下行为顺；太阴脾喜燥恶湿，以上升为顺；脾胃燥湿相济、升降相因，若寒热不和、脾胃失调，则气机逆乱。为了恢复气机的升降秩序，张仲景采用了辛开苦降之法，例如泻心汤类方，以平调寒热，调整气机。此外，还有一些治疗上热下寒的方剂，如黄连汤、栀子干姜汤等，它们也是寒温并用以调节脾胃气机升降的治法。还有疏利少阳表里出入的小柴胡类方，调畅少阴枢机的四逆散，调节厥阴阴阳交接的乌梅丸、干姜黄芩黄连人参汤、吴茱萸汤等，它们都是调理气机的代表方。

后世医家在《黄帝内经》《伤寒论》关于气机升降出入的基础上，不断探索和实践，逐步丰富调理气机法的内涵，形成了完整的理论体系，为临床运用打下了坚实的理论基础。如明代张景岳认为，气机调畅是人体生命活动正常进行的至关重要的环节，气机不畅会影响周身的气机升降，牵一发而动全身。黄元御在《素灵微蕴》中指出，脾升则肝气亦升，胃降则肺气亦降，胃气不降则肺无下行之路，是以逆也。在《素灵微蕴·火逆解》中指出，诸脏腑之气的运行关系密切，相互制约又相辅相成。肺气随胃气下行，胆火和心火亦随胃气下行，而温暖肾水，肾气和肝气则随脾气上升化为心火，成为一气周流的圆运动。

近代张锡纯在《医学衷中参西录·奇效验方》中提出，大气常充满于胸中，自能运转胃气使之下降，镇摄冲气使不上冲。大气一陷，纲领不振，诸气之条贯多紊乱。治疗冲气、胃气之逆，非必由于大气下陷，而大气下陷者实可致冲胃气逆。其中"大气藏于胸中"指的是胸中之气，即心肺之气，肺气虚陷亦可以导致胃气上逆。因此，调理气机法在临床运用中应注重脏腑关系的调理，注重整体观念和辨证论治。

二、调理气机契合脾胃病证机特点

脾胃是人体内的两个重要器官，它们共同居于中焦，互为表里关系。脾主化，负责将食物消化吸收；胃主纳，负责接纳和储存食物。脾主升清，将精微物质向上输送至心肺；胃主降浊，将食物残渣向下输送至大肠。脾为阴土，喜欢干燥的环境而讨厌潮湿；胃为阳土，喜欢湿润的环境而讨厌干燥。

脾胃之间有着密切的联系，它们共同完成人体的消化和吸收过程。当食物进入胃后，胃会对其进行消化和腐熟，然后将食物下注于小肠。在这个过程中，借助脾的升清作用将精微物质吸收和上输于心肺，而糟粕部分则由大肠传导而出。同时，水液部分则经由膀胱排出体外。因此，脾胃是人体气机升降的枢纽。

脾胃的气机升降平衡是确保脾胃功能协调的关键。如果脾胃气机升降失调，可能会导致疾病的发生。《金匮要略·呕吐哕下利病脉证治》第24条和《伤寒论》第163条中提到，如果脾气本虚而下陷，或者太阳病后数次下药，导致损伤太阴脾土，脾气下陷，清阳不升，可能引发下利不止的情况。这表明脾气主升清功能失降失调，是导致泄泻的病理表现。金代医家李东垣在《脾胃论》中指出，胃虚则五脏、六腑、十二经、十五络、四肢皆不得营运之气，从而引发各种疾病。这表明胃气主降功能失调可导致全身疾病。清代叶天士在《临证指南医案·脾胃》中提到："脾宜升则健，胃宜降则和。"脾胃气机升降作为一身气机升降的枢纽，可决定一身之气的正常运行。因此，调理气机法符合脾胃病证机特点，是治疗脾胃病的重要法则之一。

三、调理气机法在脾胃病中的应用

气是维持人体生命活动的基本物质，其运动形式多种多样，包括气的上升、下降、外出、内入等。气机的失调或脏腑生理功能的升降失调是疾病产生的重要原因。当气的运行受阻而不畅通时，称为"气机不畅"；受阻较甚而致阻滞不通时，称为"气滞"。当气的上升太过或下降不及时，称为"气逆"；上升不及或下降太过时，称为"气陷"。当气外出太过而不能内守时，称为"气脱"；气不能外达而郁结闭塞于内时，称为"气闭"。掌握气的运动失常的状态和机理，将有利于确立气机失调的治疗法则。对于气机失调的治法，可以采取补气、行气、宣气、降气、敛气五大法，辨证施治于常见的脾胃气机失调证。

（一）补气法

气虚是脾胃病的重要病理机制。例如，《金匮要略·血痹虚劳病脉证并治》第 11 条指出："脉沉小迟，名脱气……腹满，甚则溏泄，食不消化也。"这表明脾胃气虚可能导致脾失健运，从而引起腹胀、腹泻和消化不良。《伤寒论》第 67 条描述："伤寒若吐、若下后，心下逆满……"这是指伤寒病误用吐下治疗后，损伤了脾阳，脾失健运，导致水饮内生，阻碍气机，从而引起心下胀满。此外，《丹溪心法》中提到，元气是产生和推动各种阳气上升的基本气息。当脾胃受损时，中气不足，这将影响到身体的所有阳气运行，尤其是内脏器官的功能。因此，气虚不仅仅是脾胃疾病的问题，还可能导致多个器官和系统的功能减弱。因此，补气法是治疗脾胃气虚相关症状的主要方法，而在制定治疗方案时，需要注意以下三个方面。

1. 调节升降

脾主升而胃主降，脾虚中气下陷会导致腹泻、脱肛等，胃气虚失于和降会导致呕吐、咳逆等，治疗这种证候需要补益中气、调理脾胃升降。常用药物包括人参、白术、黄芪、甘草、升麻等，可以补益中气、升阳举陷，同时，配以半夏等降逆和胃的药物，以调和脾胃。常用方剂有补中益气汤、四君子汤、参苓白术散等。

2. 通补兼施

脾胃是人体的主要消化器官，它们的功能对于人体的健康至关重要。当脾胃虚弱时，它们不能充分地消化和吸收食物中的营养物质，导致水谷停滞。这种停滞会导致水湿内停、痰气阻滞、气虚血虚等因虚致实的问题。对于这种情况，如果只是单纯地补益，容易助长邪气，而如果只是单纯地攻邪，又容易损伤正气。因此，对于脾胃虚弱夹实的情况，治疗时需要同时考虑补益和攻邪。在组方用药上，除了可以使用人参、白术等健脾补气的药物外，如果存在水湿内停的情况，可以加入茯苓、苍术等健脾祛湿的药物，并配合厚朴、陈皮等行气燥湿的药物。如果存在痰气内结的问题，可以加入天南星以息风化痰，并使用海浮石、半夏、瓜蒌等药物化痰散结。

3.合用清温

程国彭在其著作《医学心悟》中提出了一种新的观点，即除了传统的补火益气法之外，清火也可以达到补气的效果。虽然两种方法都可以补气，但是它们的寒热性质不同。补火法通常使用温热的药物来提高身体的阳气，而清火法则使用寒凉的药物来清除体内的邪火，达到泻火补气的效果。

对于那些气虚证合并虚火上炎表现的患者，单纯使用甘温益气的方法可能无法完全缓解症状。在这种情况下，可以在使用理中丸等甘温益气药物的同时，根据患者的具体症状，适当配合使用黄连、黄柏等清热泻火的药物，以帮助清除体内邪火，缓解虚火上炎的症状，从而达到更好的治疗效果。

（二）行气法

行气法适用于气郁证。《素问·举痛论》指出，思虑过度会导致气机郁结。金元时期的朱震亨认为，许多疾病都源于气郁。叶天士在《叶选医衡》中指出，郁是闭结、凝滞、瘀积、抑制的总称。在治疗郁证时，他将"宣通"放在首位，说明气郁是疾病发生的重要因素，若气机瘀滞，则会导致多种疾病。尤其是脾胃病，气郁是影响其发生和发展的重要因素，而行气解郁则是关键的治疗方法。行气法主要包括以下几个要点。

1.疏肝为要

肝脏是调节全身气机的重要器官，如果肝脏失去疏泄功能，就会导致木郁土壅，进而影响脾胃的气机升降。正如《素问·玉机真脏论》所说："五脏受气于其所生，传之于其所胜……肝受气于心，传之于脾……"正常情况下，肝木能够调达脾土，使脾胃之气不壅滞，有利于脾胃气机的条畅。因此，脾胃运化功能失调与肝气郁结密切相关。

在治疗上，应该注重疏肝理气，肝胃同治，肝脾同调。对于肝木犯胃引起的胃脘痛，可以采用四逆散或柴胡疏肝散加减治疗，如果伴有胁肋部疼痛，提示肝气郁结较重，可以加用川楝子、乌药、延胡索来疏理肝气。如果反酸、口苦、舌苔黄腻等肝胃郁热表现明显，可以使用左金丸、丹栀逍遥散、大柴胡汤等方加减。如果是胃痞、便溏等肝郁脾虚的症状，可以使用逍遥散加减。

总之，在疏调肝气的同时，需要兼顾脾胃的虚实。脾胃虚弱者需要补益之，胃热炽盛者需要清泻之，胃气上逆者需要降逆之。这样可以使肝气调达，肝和而胃安。

2. 明辨寒热

气滞是中医常见的一种证候，表现为气血流通不畅，脏腑功能失调。在气滞的成因中，热证和寒证都有可能出现。因此，在治疗前，必须先明辨气滞的寒热性质，这是正确遣方用药的关键。

对于由寒气凝滞引起的胃痛或胃痞，治疗时应使用温中行气降逆的药物。例如，高良姜和吴茱萸等中药具有温中散寒、行气止痛的功效，常用于治疗寒证引起的胃痛或胃痞。而对于湿热中阻所致的脾胃疾病，则应采用行气清热祛湿的方法进行治疗。在这种情况下，郁金、枳实、青皮、川楝子、栀子、黄芩等中药是常用的选择。这些药物具有行气、清热、祛湿等功效，能够有效地改善湿热引起的脾胃不适症状。

3. 适度为纲

行气药的使用需谨慎，不宜过量。因为行气药多为辛香燥烈之品，过量使用会耗气伤阴，导致身体出现不适症状。因此，使用行气药时应该根据患者的病情和需要，适量使用，适可而止。

在临床应用时，应根据患者气滞的程度来调整行气药的剂量。对于气滞较轻的患者，可以适量减少行气药的用量；而对于气滞较严重的患者，则应适当增加行气药的用量。在取得疗效后，应该及时减少行气药的用量，避免过度疏导。

另外，对于一些过用行气药而不能耐受的患者，可以加用一些白术、党参、黄芪等补益药物来缓解腹泻、乏力等不适症状。此外，也可以酌情加入一些养阴之品，以制约行气药的燥烈之性。

（三）降气法

胃气下行是人体正常生理活动的一部分，也是中医治疗脾胃病的重要原则之一。胃失通降或胃气上逆是脾胃病的主要表现之一，患者可能会出现腹胀、腹痛、嗳气、反酸、恶心呕吐等症状。因此，通降胃气在脾胃病的治疗中具有重要地位。

胃的生理特点在于"降"，即胃气应该下降，以保持消化功能的正常运转。如果胃气不降，就会导致气滞、血瘀、湿阻、食积、火郁等实证的形成，进而引发一系列的疾病症状。因此，对于胃气失降所引起的一系列病证，应当采用降气法来通降胃气。

降气法是治疗脾胃病的重要方法之一，可以通过调畅气血、疏其壅滞、消其郁滞等方法来实现胃气的通降。在临床上，有许多中药方剂可以用于降气法，如张仲景的三个承气汤、诸泻心汤等。这些方剂中的药物如大黄、枳实、厚朴、大腹皮等都具有行气破气的作用，可以有效地通降胃气。

然而，降气法的应用并不是一成不变的，需要根据患者的具体病情进行灵活应用。对于积食者，可以采用健脾消积法来通降胃气；对于寒热错杂者，可以使用辛开苦降的方法来降胃气；对于脾阳不升而致胃气上逆者，则可以通过温补脾阳来降胃气。总之，在临床实践中，降气法的使用需要根据患者的具体病情进行谨慎分析，灵活应用。

（四）宣气法

宣气法是一种通过调节肺气来影响脾胃功能的治疗方法。肺主一身之气，而脾胃是气升降的枢纽。因此，肺气的调节对脾胃功能的正常发挥有着重要的影响。在生理功能上，肺与脾胃之间存在着密切的关系。根据中医理论，肺与脾之间按照五行生克的关系属于土生金的母子关系。如果母脏出现问题，子脏也会受到影响，反之亦然。清代叶天士在《临证指南医案》中指出，如果上焦不能正常行气，则下脘也会不通畅，导致胃气郁滞。因此，在治疗脾胃病时，不仅要注重调理脾胃的气机，还要注意调补肺气。肺失宣降常常会引起一些消化系统的问题，比如便秘、呃逆、嗳气等。为了调理脾胃的气机，中医通常会在脾胃方中加入一些宣降肺气的药物，如紫苏、紫菀、苏梗、杏仁等。这些药物可以帮助调节肺气，从而改善脾胃的气机。

（五）敛气法

敛气法是一种通过收敛固涩的方法来调节气机的技术，适用于气机升散太过，潜降内敛不足的病证。对于气虚失摄引起的久泻久痢，可以使用真人养脏汤来收敛止泻；对于脾胃气虚不能固摄所致的自汗，可以使用玉屏风散加减等方法进行调理。此外，对于胃气失摄引起的病证，可以在辨证论治的基础上，配伍适当的收敛固涩药物，如诃子、五味子、肉豆蔻、乌梅、五倍子、石榴皮等。但需要注意的是，敛气法不适用于邪气未尽的情况，如果滥用敛气法，容易导致邪气内留，影响治疗效果。

中医学注重整体观念，脾胃气机升降失调可以导致全身的各种疾病，其他脏腑的气机失常也可以影响脾升胃降。因此，调理脾胃需要兼顾全身脏腑气机，根据具体证候加减药物，以提高临床疗效。

第四章 脾胃病各论

第一节 痞满

痞满是指以胸膈满闷不适为主要症状的病证，可伴有按压柔软无抵抗、不痛不肿胀、压之无痛等特征。可分为胸痞、心下痞等。心下痞是痞满的一种类型，其病位主要在上腹部，因此也可以称为痞满。

《黄帝内经》中对于痞满的描述包括痞、满、痞满、痞塞等表述，如《素问·五常政大论》中提到"备化之纪……其病痞"，以及"卑监之纪……其病留满痞塞"等。这些古典文献也初步阐述了痞满的病因和机理，指出了脏寒可能导致痞满。《伤寒论》详细描述了痞满的位置在"心下"胃脘，以及其核心症状是"但满而不痛"，强调了痞的特性是满闷不适，还提到了痞的病机，即正虚邪陷，升降失调。治疗方法强调采用寒热并用、辛开苦降的治疗原则，其中基础方剂为半夏泻心汤，这一治疗思想后来被后世医家借鉴。《诸病源候论·痞噎病诸候》则记载了关于"八痞候"和"诸痞候"的内容，将痞定义为塞阻不通，强调了痞的病因可能包括风邪外入、忧恚气积、坠堕内损，还指出了与痞满相关的病机，如营卫不和、阴阳格拒、血气壅塞等。

金元时期的医学家对痞满的证治有独特的发挥。其中，李东垣特别重视脾胃内伤的治疗。《兰室秘藏·卷二》中的消痞丸和枳实消痞丸，具有辛开苦降、消补兼施的组方特点，成为治疗痞满的重要方剂，并沿用至今。《丹溪心法·痞》对痞满和胀满进行了区分，在治疗痞满时，朱丹溪反对滥用泄利攻下的药物，认为过度使用这些方法会重伤中气，反而增加痞满的症状。

张介宾在《景岳全书·痞满》中深入分析了痞满的辨证，认为痞是指痞塞不通，满是指胀满不行。所以，满则接近胀，而痞则不一定是胀。因此，痞满这一病症，主要需要辨别虚实二字。凡是有邪气有滞留而导致的痞，是实痞；没有邪气没有滞留而导致的痞，是虚痞。有胀有痛而满的，是实满；没有胀没有痛而满的，是虚满。实痞实满的，可以用散剂或消导药物来治疗；虚痞虚满的，必须大量使用温补药物，如果误用治疗方法，往往会耽误病情。

在探讨痞满症状的同时，也强调了其治疗方法应根据虚实情况进行分类。《素问·灵兰秘典论》指出，脾胃是人体的重要器官，负责运化水谷，维持身体健康。如果脾胃功能正常，则中气调畅，升降有序，人体保持健康。如果脾胃功能受损，升降失司，就会导致痞满症状的出现。

林珮琴在《类证治裁·痞满》中根据伤寒之痞和杂病之痞对痞满进行了分类，并提出了不同的治疗方法。对于伤寒之痞，治疗方法宜从外至内，使用苦泄药物；而对于杂病之痞，则宜从内至外，使用辛散药物。在具体分型方面，伤寒之痞包括热痞、阴阳不和痞和阴盛阳虚痞；杂病之痞则包括胃口寒滞停痰、饮食寒凉伤胃等。

此外，对于痞满症状的虚实认识也非常重要。如果脾胃功能受损，导致升降失司，就会出现虚证和实证的不同表现。实证多因表邪内陷入里，或饮食不节，痰湿阻滞，或情志失调，气机壅塞；虚证则主要是由于各种原因导致脾胃功能损伤所致。因此，在治疗方法上也要根据虚实情况进行分类，从而为痞满的临床辨治提供借鉴。

一、病机特点

（一）外邪误治，邪陷中土

当外邪侵入人体时，如果失治误治，可能导致邪气内陷，进而在心下胃脘部位形成痞满。此外，《伤寒论》还提到："脉浮而紧，而复下之，紧反入里，则作痞，按之自濡，但气痞耳"，说明如果紧脉入里，可能导致痞满症状的出现。因此，对于外邪侵袭引起的痞满症状，应该及时采取正确的治疗措施，以免损伤脾胃之气，加重病情。

（二）饮食失节，损伤脾胃

饮食不当会对脾胃功能造成损害，导致痞满。长期暴饮暴食、饮食停滞，或者偏好生冷、粗硬、肥甘厚味的食物，嗜饮浓茶、烈酒、辛辣和过烫饮食，或者过度食用生冷食物，都会对脾胃运化功能造成损害，导致食物消化不良，积滞于中，使脾胃升降失常。《类证治裁·痞满》指出："饮食寒凉，伤胃致痞者，温中化滞。"因此，要避免饮食偏颇，注意饮食卫生和合理搭配，保护脾胃功能，预防痞满的发生。

（三）痰湿留滞，满闷痞塞

当脾胃功能失调时，水湿不能正常代谢，就会导致痰湿内生。痰浊在胃脘部积聚，阻塞中焦气机，使中气壅塞，从而形成痞满。根据《素问·至真要大论》的说法，"诸湿肿满，皆属于脾"，这意味着湿郁脾气的病理特点不能得到宣畅。正如《兰室秘藏·中满腹胀》所说："脾湿有余，腹满食不化。"

（四）七情所伤，肝郁乘土

七情内伤会导致贼木乘土，引发痞满症状。正如《内经》所言，思、怒、恐、惊等情绪会影响气机的正常运行，干扰中气的运行，从而产生痞满。其核心病机是肝木乘脾和胃气郁滞。《景岳全书·痞满》中也提到，由于突然的愤怒情绪损伤，导致肝气不平，从而引发痞满。

（五）脾胃虚弱，病邪侵袭

脾胃虚弱是导致痞满形成的内在因素。脾胃虚弱会导致中气不足，并且容易受到外邪入侵，再加之不良饮食习惯、情志郁结等因素的影响，损伤脾胃的纳运和升降功能。这种情况如果持续时间较长，就可能导致痞满出现虚实交替、寒热错杂的表现。

二、辨证精要

（一）首辨虚实寒热，注意其邪

痞满的病机特点是寒热虚实错杂。柯韵伯在《伤寒来苏集》中指出，痞因寒热之气互结而成。脾脏喜欢干燥，胃喜欢湿润。由于某些因素导致脾胃气机乖张，中焦就会产生痰湿郁滞。太阴从本化湿，湿气蕴藏在脾中，导致阳气受遏，或虚或郁。虚则中寒，郁则生热。脾湿不能为胃输布津液，则阳明热燥于内。脾胃升降失调，最终形成寒热错杂。李东垣在《兰室秘藏·卷上》中指出，对于痞满病，应该分清寒热轻重进行治疗，轻则内消，重则除下。他明确提出了痞满病辨清寒热轻重的重要性。

《素问·通评虚实论》指出："邪气盛则实，精气夺则虚。"实即实邪郁滞，包括外邪入里、饮食停滞、痰湿留滞、肝郁乘脾等，因有形邪气阻碍脾胃气机运行，实邪为患又会进一步损伤脾胃，终致虚实夹杂则发为痞；虚即中焦脾胃虚弱，易招致实邪侵扰，脾胃运化失司，既可停湿生饮，又可食滞内停。另外，各种病邪之间可互相影响、互相转化，形成虚实并见的疾病特征。

在痞满病的诊断和治疗中，首先需要辨别寒热虚实。如果腹部满胀如故，难以言表，或者减轻后又复发，喜揉按、食欲不振或食欲减退，大便稀溏，身体虚弱，则多属于虚证；如果持续出现胃脘满胀，触诊时满胀明显，饮食正常，便秘，新病邪滞者，则多属于实证；如果病史较长，遇寒加重，口淡不渴，舌苔白，脉象沉缓，则多属于寒证；如果起病急骤，心下灼烧感，遇凉可缓解，口苦口黏，口渴喜饮冰冷，便秘或大便黏腻不爽，舌红苔黄，脉象数大者，则多属于热证。

痞满的治疗原则是调理脾胃，理气消痞。治疗虚证时，重点在于补益脾胃，同时需要注意兼顾津液，特别是辛燥药物容易耗损血津，应特别慎重。对于实证，通过辨证论治进行泄热消痞、理气和中。如果虚实夹杂，治疗时应当采用攻补兼施、补消并用的方法，特别需要重视疾病的标本，根据情况分为泻实兼以补虚、泻实补虚并重、补虚兼以泻实等。在治疗寒热时，应遵循《黄帝内经》的治疗原则，用寒性药物疗热或用热性药物疗寒，对于寒热错杂的痞满应注意寒热并举，调和阴阳。

（二）审气血阴阳虚损，以明病本

痞满的临床表现具有复杂性和多变性，其内在因素可归结为气血阴阳的虚损。若阳气虚，患者主要表现为脘腹胀满，同时伴有活动后气短、汗出、乏力、大便溏薄、食欲不振、舌质淡红、苔薄白、脉象濡弱等。若阴血虚，患者则以痞满为主要表现，并伴有面色少华、头晕眼花、舌质淡苔薄、脉象芤或浮虚等症状。

若痞满表现为时发时止，白天病情较轻，夜晚加重，患者精神萎靡，病情持续时间长且反复发作，舌质淡小，脉象细微，可辨认为阴证。若患者精神亢奋，病因较为明确，痞满伴有胁痛、胀满不舒，舌质红苔腻，脉象弦滑，可辨认为阳证。

（三）注重肝脾关系，脉证合参

痞满的病位在脾胃，但与肝有着密切的关系。这种情况往往是由于情志失调、郁怒伤肝所导致的。当肝木横逆时，首先会侵犯中土（脾胃），形成肝气犯胃或肝胃失和之证。其主要临床表现为胃脘痞闷，连及两胁胀满，情绪异常时症状会加重。

在进行临床辨证时，尤其应当注重脉象特点，肝脉表现为弦脉，但需分辨浮沉。如果是浮弦，多使用轻清疏散肝气之品；如果是沉弦，则多加破气导滞的药物；如果脉象沉弦而滞涩不通之象，则酌情加入少许活血破血药。

三、分型论治

（一）寒热错杂证

心下痞塞，胸膈满闷，按之柔软，舌质淡红，苔白或浮黄是辨证关键。治疗需平调寒热，散结消痞。可以采用半夏泻心汤合枳术丸加减的方剂进行治疗。该方剂以辛开苦降为原则，具体药物组成包括：清半夏 12 克，黄连 3 克，黄芩 10 克，干姜 10 克，党参 15 克，枳实 15 克，白术 20 克，厚朴 20 克，炙甘草 10 克，大枣 3 枚。

如果中虚痞塞较严重，出现完谷不化的症状，可以加大炙甘草的用量，并加入砂仁、肉豆蔻等以增强补中行气之功。这类似于甘草泻心汤的组方思路。如果水痞郁滞较严重，心下痞满、干噫食臭、胁肋不舒、肠鸣下利等症状明显，可以加入生姜、吴茱萸、石菖蒲等以化饮涩肠。这类似于生姜泻心汤的用药思路。

（二）痰湿内阻证

以脘腹痞满、胸膈不舒、头昏沉、身重体倦、恶心呕吐、纳呆或纳谷不香、口淡不渴、小便不利、舌体胖大且边有齿痕、苔白厚腻以及脉沉滑为主要特征。治疗原则为燥湿化痰、理气宽中。可采用二陈汤合平胃散加减的方剂进行治疗，具体药物组成包括清半夏 15 克、茯苓 15 克、陈皮 20 克、甘草 10 克、苍术 20 克、厚朴 20 克、炒白术 30 克以及枳实 20 克。

若痰湿较重，可加入前胡、桔梗、青礞石和枳壳等药物以增强化痰理气的作用。若气逆不降，噫气不除，可加旋覆花、代赭石以增强化痰降逆的效力。若胸膈满闷较严重，可加入薤白、菖蒲、枳实和瓜蒌以行气宽中、豁痰解郁。若咳痰黄稠、心烦口干，可加浙贝母、天花粉、竹茹以清热化痰。若存在瘀血阻络的情况，可加入当归和川芎以活血补血、理气化瘀。

（三）饮食停滞证

心下胃脘感觉痞满，出现嗳腐吞酸，舌苔厚腻，脉搏弦滑是辨证的关键。治疗方向是通过平调寒热，消痞散结来缓解症状。方案采用枳实导滞丸，成分如下：炒枳实 20g，炒白术 20g，黄连 10g，黄芩 15g，甘草 10g，党参 10g，清半夏 15g，干姜 10g，乌药 15g，槟榔 15g，沉香 3g，木香 15g，陈皮 20g，厚朴 20g，大黄 6g，麦芽 15g。若脘腹胀满较重者，可加入神曲、麦芽、鸡内金等以增强大黄的破积消痞作用。若食积化热导致大便秘结或黏腻不爽者，可加入薏米、黄柏以清热导滞。若食积导致脾虚、大便溏薄者，可加入砂仁、高良姜以益气消痞、和中化湿。

（四）湿热中阻证

辨证要点为心下胃脘满闷，灼热感，咽喉干燥，口黏，全身发热出汗，大便黏滞不畅，舌苔黄腻，脉滑数。治疗原则为清热祛湿，和胃消痞。处方为温胆汤合大黄黄连泻心汤加减。方药组成包括大黄 10g（后下），黄连 6g，黄芩 6g，炒神曲 15g，炒麦芽 15g，炒山楂 15g。此方使用温胆汤清热除湿，大黄黄连泻心汤以清泄邪热，加焦三仙（炒神曲、炒麦芽、炒山楂）以消食和胃，防止大量寒凉药物损伤胃气。

对于气分热盛的情况，可以考虑加入金银花、蒲公英辅助大黄、黄连清泄邪热。如果大便不通，腹胀较重，可以加入枳实、厚朴、木香等帮助大黄破积消痞。对于心胸烦热的症状，可以考虑加入全瓜蒌、栀子以宽中开结，辅助黄连清心解烦。对于口渴欲饮、湿热并存的情况，也可以考虑改用清中汤进行加减治疗。

（五）肝气犯胃证

诊断要点包括胸胁胀满不舒、脘腹痞塞沉闷、心烦易怒、喜太息、嗳气频繁，这些症状常因情志因素而加重，同时伴随脉象弦。治疗原则是疏肝解郁、理气消痞。可采用逍遥散合二陈汤加减疗法，具体的方药组成为：当归 15g、茯苓 15g、炒白芍 15g、炒白术 20g、柴胡 12g、薄荷 10g（后下）、清半夏 15g、陈皮 20g、黄芩 10g、党参 15g、枳实 10g、厚朴 15g、黄柏 30g、炙甘草 10g。

对于气郁严重、胀满明显者，可加用柴胡、郁金、枳壳等，或合用四逆散、柴胡疏肝散等方剂，以增强疏肝理气的作用。若气郁化火、口苦咽干者，可加用黄芩、龙胆草、川楝子等，或合用左金丸，以清肝泻火、苦寒清热。若气虚严重、神疲乏力者，可加用白术等以增强健脾益气之效。

（六）脾胃虚弱证

若患者出现脘腹胀满，时重时减，喜温喜按，纳呆食少，体倦乏力，大便溏薄，舌质淡，苔薄白，脉沉弱或虚大无力等症状，表明患者可能存在脾胃虚弱、气机升降失调等问题。治疗时应以健脾益气、升清降浊为原则，采用补中益气汤合桂枝汤加减进行治疗。具体药物组成如下：黄芪 30g，党参 15g，炒白术 20g，炙甘草 15g，柴胡 15g，升麻 6g，当归 20g，陈皮 15g，桂枝 10g，炒白芍 15g，干姜 10g。

若痞满重者，可加木香、砂仁、枳实等理气消痞的药物，或合用香砂六君子汤以增强消补兼施之功。若脾虚湿盛，大便溏薄，苔白腻者，可改用参苓白术散加减以加强健脾祛湿之力。若脾胃虚寒较重，畏寒怕冷者，可加附子、干姜、肉桂等温阳散寒的药物，或改用理中丸合补中益气汤加减等进行治疗。

四、常用药对

（一）半夏、生姜

半夏具有燥湿化痰、降逆止呕的功效，生姜则能温中止呕、散寒化饮，并解除半夏的毒性。这两种药物相辅相成，属于相须为伍。痞满的病机主要源于脾胃功能失调，升降失衡导致胃气壅塞。脾属于太阴之脏，易受湿邪侵袭而发生湿浊化痰的情况。湿性黏滞导致脾气受阻，升降失常，从而引起痞塞不通，水气共病导致脘腹中满。半夏和生姜组合可以直接影响水湿病机，符合仲景"病痰饮者，当以温药和之"的治疗原则，成为治疗各种中焦水饮疾病的基础方。

（二）木香、砂仁

木香具有行气止痛、和胃健脾的作用；砂仁则有温脾开胃、理气化湿的功效。这两者相辅相成，共同发挥作用。痞满的疾病特点在于中焦痞塞、满闷不舒。《素问·血气形志》中提到"太阴常多气少血"，这表明脾主运化水湿，通过行运化的作用，木香和砂仁能够理气畅中，促使脾胃气机正常运转，从而打开中焦痞塞郁结，缓解患者的症状。

（三）干姜、黄芩

干姜以温中回阳、散寒化饮为特点；而黄芩则以清热燥湿、消湿热痞为主治功效。尽管两者药性相反，但在功效上相互协同。痞满病机常表现为本虚标实、本寒标热的状况，单一采用泻实方法可能损害正气，仅仅补虚则容易助长邪气。因此，需要兼具补和泻的策略，以平调寒热。干姜的作用是帮助脾阳复苏，而黄芩清除肠胃湿热，使脾能够上升清阳，胃能下降浊气；脾胃的平衡使其中心运转，清浊分别，从而能够缓解中焦痞塞，去除胀满感。

（四）吴茱萸、黄连

吴茱萸具有温中散寒、降逆止呕的功效，善于消散经脉寒凝，具有助阳止痛、疏肝下气的作用。吴茱萸《伤寒论》中吴茱萸的用方规律表明，该药善于治疗水瘀寒凝，具有通彻经脉之力。黄连则擅长清热燥湿、消湿热痞。除了清热燥湿、泻火解毒，小剂量的黄连还能厚肠胃气。吴茱萸和黄连搭配，在临床上可以根据痞满寒热的病性，以平调寒热，从而达到调和阴阳的目标。

（五）苍术、黄柏

黄柏有清热燥湿、坚阴除蒸的特点，可以去热中之湿。而苍术则具备健脾燥湿、祛风化浊的作用，可以去湿中之热。二者配伍，可相互增强药效，达到除湿的目的。特别适用于治疗中下二焦的湿热痞塞。明代的吴昆认为："苍术以燥湿，黄柏以去热，又黄柏有从治之妙，苍术有健脾之功，一正一从，奇正之道也。"清代的徐大椿指出，苍术有燥湿、升阳的作用，升阳则能够使身体的机能自行改善。而黄柏则清热燥湿，有助于湿气的消除，使真气得以流通。另一位清代的医家王晋三也表示："苍术生入阳明经，能发二阳之汗；黄柏炒黑入太阴经，能除至阴之湿，一生一熟，相为表里，治阴分之湿热。"

五、医案选录

（一）寒热错杂案

女性，31 岁，初诊主诉为间断性胃脘痞满半年余，再发加重 1 周。患者无明显诱因出现胃脘部痞满不适，1 周前因食火锅痞满加重。就诊时患者表现为饭后胃脘部胀闷不舒，胃痛时发，伴呃逆，食少，小便正常，大便偏溏，每日 2～3 次，眠浅，平素畏寒怕冷，体倦乏力，月经后期，舌质红，体大有齿痕，苔薄黄，脉沉细。根据上述症状和体征，诊断为痞满（寒热错杂证）。治疗原则为平调寒热，消痞散结。治疗方案是用半夏泻心汤合枳术丸加减。处方如下：炒枳实 20g，炒白术 20g，黄连 10g，黄芩 15g，甘草 10g，党参 10g，清半夏 15g，干姜 10g，乌药 15g，槟榔 15g，沉香 3g，木香 15g，陈皮 20g，厚朴 20g，大黄 6g，麦芽 15g。

患者服上方 7 剂后二诊，胃脘胀满疼痛减轻，仍有纳呆。然而服药后出现泄泻、完谷不化。舌质淡、体大有齿痕、苔白腻、脉沉。处方调整为木香 10g，砂仁 6g，清半夏 15g，陈皮 20g，党参 15g，茯苓 20g，炒白术 20g，甘草 10g，藿香 15g，神曲 10g，麦芽 15g，厚朴 15g，炒薏米 30g，山药 20g，鸡内金 15g。

患者服二诊方 14 剂后三诊，饮食增多，偶有胃脘痛。于劳累后加重、便次减少、每日 1 次。舌质淡、苔薄白、脉沉。按二诊方加桂枝 10g、炒枳实 15g。

患者服三诊方 7 剂后四诊，无明显不适，且大便正常，每日 1 次。舌质淡、苔薄黄、体大有齿痕、脉沉。按三诊方改炒白术 30g、山药 20g、枳实 20g。巩固治疗半月余后症状基本消失。随访半年未复发。

按语：患者为女性，根据其平素畏寒怕冷，月经后期，大便稀溏，舌体有明显齿痕，苔白腻，可推断其体质偏寒湿。湿邪阻滞脾脏，脾气运行失常，导致食欲减退、胃脘胀闷，甚至出现呃逆，均为脾虚运化失常，胃气逆行所致。另外，由于食用火锅等辛辣热性食物，使中焦寒热交错，胀痛症状加重，因此采用半夏泻心汤合枳术丸进行调治，方中辛开苦降、平调寒热，加入枳实以促使气机顺畅，炒白术、陈皮以健脾燥湿，沉香、木香、乌药协同行气止痛，配以厚朴、大黄荡涤肠热，助行气消痞，麦芽健脾开胃，帮助消化。在二次诊断中，患者症状减轻，但仍有饮食不佳、泄泻、完谷不化等问题。考虑到患者体质素虚，因此去掉黄连、黄芩等寒凉伤胃之品，加入砂仁化湿开胃、温脾止泻，藿香和薏米利水渗湿、健脾止泻，神曲、麦芽、鸡内金有助于健胃消化，山药平补中焦以止泻。在第三次诊断中，患者饮食明显增加，但胃脘痛于劳累后加重。为此，加入桂枝以温阳化气、温通经脉，枳实助行气。在最后一次诊断中，症状得到明显改善，没有明显不适。考虑到患者素体中焦虚弱，因此加重炒白术、山药、枳实用量，以强化整体方剂的健脾作用，兼顾行气。

（二）饮食停滞案

患者为女性，6 岁，初次就诊时主诉胃脘胀满 3 天。3 天前，患者因贪凉饮冷并过度食用水果和零食，出现了胃胀的情况。就诊时，患者表现出胃脘胀满、恶心、食欲不振、口中异味严重、大便两天未行等症状。检查发现患者的舌质发红，舌苔厚腻。根据患者的症状和体征，诊断为痞满（饮食停滞证）。治疗原则是消食导滞、健脾和胃。选用枳实导滞丸合香砂六君子汤加减作为治疗方剂，处方如下：炒枳实 20g，黄连 10g，甘草 10g，党参 10g，黄芩 15g，炒白术 20g，乌药 15g，干姜 10g，沉香 3g，槟榔 15g，陈皮 20g，木香 15g，厚朴 20g，砂仁 6g，茯苓 15g，清半夏 15g，生姜 3 片，大枣 5 枚。

二诊时，患者服用上述处方 5 剂，大便已通畅，且量多、有臭味。食欲有所恢复，但口中仍有异味。检查发现患者的舌质淡，舌苔薄黄。

根据患者的病情变化，调整处方为木香 15g，砂仁 15g，陈皮 15g，清半夏 12g，党参 15g，茯苓 15g，炒白术 15g，炙甘草 10g，黄连 6g。继续服用 5 剂后，口中异味消失。在接下来的半年里，对患者进行了随访观察，确认一切情况良好。

按语：在《温病条辨·解儿难》中，小儿的体质被概括为"稚阳未充，稚阴未长"，吴鞠通则形容为"脏腑娇嫩，形气未充"。这些都说明了小儿的脏腑发育尚未成熟，功能不健全，容易受到寒、热、积食等因素的影响。

由于小儿脏腑功能较弱，同时自制力也较差，容易因多食而形成积滞。在治疗过程中，一方面需要消除积食，另一方面还需要健脾。为此，可以选用枳实导滞丸，既消积导滞，又清利湿热，使积滞从大便排出。同时，配合使用香砂六君子汤以健脾化痰，达到标本兼治的效果。二诊时，患儿大便已经通畅，但口中仍然有异味，这说明脾胃消化功能尚未完全恢复。因此，继续选用香砂六君子汤以健脾消食，并佐以少量黄连以清解积热，以巩固治疗效果。

（三）湿热中阻案

患者为男性，26 岁，初诊主诉为胃脘胀满，持续半个月。经过仔细询问病史，发现患者在半个月前因为饮食不慎导致了胃脘胀满的症状，并且症状逐渐加重。同时，患者还出现了头昏蒙不清、倦怠乏力、睡眠质量差、口干口黏、大便溏等症状。

根据患者的症状和体征，诊断为痞满（湿热中阻证）。治疗方法为清热祛湿，和胃消痞。采用的方剂为温胆汤合泻心汤加减，处方如下：胆南星 15g，白术 20g，清半夏 15g，陈皮 20g，茯苓 15g，甘草 10g，竹茹 15g，枳实 20g，厚朴 15g，黄柏 30g，大黄 10g，黄芩 20g，黄连 10g，瓜蒌 20g，干姜 10g。

经过 14 天的治疗，患者二诊，其胃脘胀满症状有所减轻，大便恢复正常，每天 1～2 次。但是，患者仍然存在头昏蒙不清、倦怠乏力等症状，并且舌质淡、体大有齿痕、苔白腻、脉沉。因此，重新调整了治疗方案，采用了涤痰汤加减的方剂。处方如下：胆南星 15g，白术 20g，清半夏 15g，陈皮 20g，茯苓 15g，甘草 10g，竹茹 15g，枳实 20g，厚朴 15g，黄柏 30g，大黄 10g，黄芩 20g，黄连 10g，瓜蒌 20g，干姜 10g。

经过 7 天的治疗，患者三诊，其胃脘胀满症状明显减轻，大便仍然正常，每天 1～2 次。但是，患者仍然存在头昏头沉、倦怠乏力等症状，并且舌质淡、体大有齿痕、苔薄白、脉沉。据此，再次调整了治疗方案，采用了枳实消痞丸加减的方剂。处方：清半夏 15g，黄连 10g，干姜 10g，党参 15g，炒白术 20g，枳实 20g，厚朴 15g，茯苓 15g，炒麦芽 15g，炙甘草 10g。后间断服用半年余，患者胃脘胀满基本消失，头昏、乏力明显减轻，随访 1 年未复发。

按语：本案患者为青年男性，主诉为胃脘胀满、头昏头沉、便溏、倦怠乏力、口干口黏等症状。根据其舌质红、苔黄腻，可以判断其证以湿热为主。湿热阻滞中焦气机，导致胃脘胀满；湿热上蒙清窍，导致头昏头沉；湿热下注，导致便溏；肌肉四肢为湿热所困引起倦怠乏力；口干口黏等均为湿热中阻之象。为此，给予患者温胆汤合泻心汤加减，以清热祛湿、和胃消痞。方中半夏辛温燥湿化痰、和胃止呕，竹茹清热化痰除烦，陈皮理气行滞、燥湿化痰，枳实降气导滞、消痰除痞，黄连、黄芩、黄柏与大黄同用，其清热燥湿之力倍增，瓜蒌、厚朴行气化痰，干姜温中暖胃。二诊时，患者胀满减轻，但痰湿之象仍在，故方用祛痰作用更强之涤痰汤，以荡涤痰湿。三诊时，胃脘胀满虽有减轻，但倦怠乏力等气虚之象显著，因祛痰属消法，消法用久则易气虚，故改用消补兼施的枳实消痞丸加减，间断服用半年余，其痞满除，而气力增。

（四）肝气犯胃案

患者女性，46 岁，初次就诊主诉为胃脘痞满，持续 3 天。病因则始于 3 天前，患者在家庭矛盾后出现胃脘痞满不适，症状逐渐加重。就诊时，患者胃脘痞满，恶心，嗳气，两胁下胀痛，脾气急躁，经常叹息，口苦，失眠，大便不爽。舌质淡，苔薄白，脉弦。诊断为痞满（肝气犯胃证）。治疗的原则是疏肝解郁，和胃消痞。方用越鞠丸合枳术丸加减。处方如下：醋香附 30g，川芎 20g，炒苍术 15g，神曲 10g，鸡内金 10g，焦栀子 10g，柴胡 15g，炒白芍 15g，炒枳实 15g，麸炒白术 20g，姜厚朴 15g，陈皮 10g，茯神 20g，郁金 30g，清半夏 15g，生姜 10g。

患者服用上方 7 剂后二诊，胃脘痞满较前好转，胁疼减轻，睡眠改善，食欲正常。但仍有口苦，大便时干时稀，每天 2 次。舌质红，苔薄黄，脉弦。上方加黄连 10g，黄芩 20g，荷叶 10g，增加炒白术的用量为 30g。服前方 7 剂后，痞满消失。随访半年未复发。

按语：多思则气结，暴怒则气逆，悲忧则气郁，惊恐则气乱，情志失调易导致气机逆乱，中焦升降失职，形成痞满。特别是当肝气郁结并横逆犯胃时，可能导致胃气阻滞，从而形成痞满。此例患者因与人发生争执后出现胃脘痞满，并伴有两胁胀痛、口苦和叹息等症状，这属于典型的肝胃不和证。

因此，选用越鞠丸合枳术丸进行加减治疗。此方中的香附、川芎、柴胡和白芍具有疏肝散结的功效，而苍术、神曲和鸡内金则能燥湿健脾消食。枳实、白术、陈皮和厚朴可以健脾化湿行气，而栀子、茯神、郁金则能泻火安神解郁。清半夏和生姜则可用于降逆止呕。这些药物共同作用，可以达到疏肝解郁、和胃消痞的效果。在第二次就诊时，患者的口苦症状明显，并且舌质红、苔薄黄，这是肝郁化火的迹象，因此加入了黄连和黄芩以增强泻火解郁的功效，并佐以荷叶来升清化浊。同时，为了进一步增强燥湿健脾的效果，增加了炒白术的药量。

第二节　胃痛

胃痛，又被称为"胃脘痛"，是一种在接近心窝的上腹部产生疼痛的病症。这种疼痛是由于胃气阻滞、胃络瘀阻、胃失去滋养，以及不通则痛所引起的。《黄帝内经》是第一部提及胃痛的古典医籍，其中描述了胃痛的一些症状和可能的原因。后来的医家对胃痛的病因病机进行了全面的阐述，包括了各种可能引起胃痛的因素，如外感疾病、情绪波动、饮食不节等。这些因素可能导致正气与邪气交战，气道闭塞，郁结于中焦，从而引发胃痛。

《景岳全书·心腹痛》等书籍对胃痛的病因病机、辨证论治进行了较为系统的总结。《太平惠民和剂局方》《太平圣惠方》《圣济总录》等书则收集了许多治疗胃痛的方剂，其中常用一些辛燥理气的药物，如白豆蔻、砂仁、广藿香、木香等，为后世胃痛的治疗奠定了基础。

在长期的临床实践中，人们发现肝失疏泄、肝气郁滞与胃痛的发生有密切的关系。肝胃同病，治肝可以安胃、治郁理气为先的原则，从疏肝和胃入手，往往能取得满意疗效。因此，对于胃痛的治疗，不仅要关注胃本身的问题，还需要考虑到与肝的关系。

一、病机特点

《素问·宝命全形论》指出"土得木而达"，这句话是中医理论中的经典表述，指的是脾胃的运化功能有赖于肝的疏泄作用。在病理情况下，可能会出现肝旺克土或土虚木乘之变，导致胃痛的发生。因此，《杂病源流犀烛·胃病源流》指出："胃痛，邪干胃脘病也……唯肝气相乘为尤甚，以木性暴，且正克也。"意思是说，胃痛主要是由于邪气侵犯胃脘所致，而肝气侵犯胃脘的情况更为严重，因为肝的特性是激烈且对胃有克制作用。

肝郁日久，会化火生热，邪热犯胃，导致肝胃郁热而痛。如果肝失疏泄，气机不畅，血液运行不畅，就会形成瘀血，同时也会导致瘀血胃痛。胆与肝相表里，都属于木，胆的通降有助于脾胃的运化和胃的和谐。如果胆出现问题，失于疏泄，胆腑通降失常，胆气不降，就会逆行犯胃，导致胃气失和，肝胆、胃腑气机阻滞，从而引发胃痛。

叶天士的《临证指南医案》是阐述胃痛从肝论治的代表著作。其中"胃痛"案共计 49 则，其中就有 16 案是从肝论治或者肝胃同治的病例。叶天士所说的"肝脏厥气，乘胃入膈"，以及"厥阴之气上干，阳明之气失降"等，都是指肝气不顺可犯胃侮土的病理机制。刘渡舟教授也指出："肝胃之气，本又相通，一脏不和，则两脏皆病。"这说明肝胃之间存在着密切的病理联系。

综上所述，对于胃痛的治疗，不仅要关注胃本身，也要考虑到肝胆的影响。因此，在临床实践中，应该综合考虑患者的具体情况，从肝论治胃痛。

二、辨证精要

（一）温脾不应，求之厥阴肝木

寒邪是胃痛发病的重要病理因素之一。当身体受到寒冷刺激时，寒邪会损伤阳气，导致气血不通，引起疼痛。这种疼痛通常表现为胃脘疼痛，喜欢按压，得到温暖会疼痛减轻，呕吐清冷的涎沫，遇寒则疼痛加剧，纳食量减少，吃上食物疼痛会减轻，但精神疲倦，舌质淡，苔白润或水滑，脉细缓或虚弦。常规的治疗方法是温中散寒，以温补脾阳为主。然而，在临床实践中，有些患者从温脾方面治疗效果不佳，或者反复难以治愈。此时，应考虑肝胃同治，从散肝寒入手，往往能取得较好的疗效。这些患者的症状通常包括呕吐涎沫等，这是肝寒上逆、浊阴上犯的表现。治疗方法应该是温脾暖肝，以散肝寒，而降浊逆。通

（二）木旺乘土，须辨太过不及

肝木乘脾土是脾胃病发生的关键病机，根据脾土的虚实可分为两种情况：一者脾虚为主，肝木相对旺盛，其病性以寒为主，多表现为胃脘隐痛，痛势徐缓无定处，常伴有嗳气，精神抑郁，食纳减少，大便不畅，脉弦缓或细，阳虚者舌质淡，苔白，阴虚者舌红少苔或无苔。二者肝旺为主，脾虚不甚明显，其病性以热为主，临床多表现为胃痛兼胀，胀痛、刺痛，痛势急剧而拒按，痛有定处，食后痛甚，伴有急躁易怒、大便秘结、脉实等症。临证需分清土之太过不及，才能更好地调整木土关系。

（三）久病入络，宜审肝阴肝血

初病在气，久病在血。胃痛初期，多以胀痛为主，且痛无定处，其病在气分，常由情志不舒引起，伴胸脘痞满，喜叹息，得嗳气或矢气则痛减等。胃痛久延不愈，久病入络，其痛如刺如锥，持续不解，有定处，痛而拒按，伴食后痛增，舌质紫暗，舌下络脉紫暗迂曲者，此病属血分。病在血分者，须注意肝之瘀血，尤其是病由气分转来者，因气分涉及肝气犯胃的因素，故病传血分之胃痛，亦须肝胃同治，而散肝瘀、活肝血。肝体阴而用阳，在疏肝散肝的同时，需兼顾肝阴肝血的耗伤。

三、分型论治

（一）肝气犯胃证

本证以胃脘胀满疼痛，痛连两胁，嗳气频作，精神抑郁，脉弦为辨证要点。是由于肝气郁结，横逆犯胃，胃失和降，不通则痛而引起。治疗原则以疏肝理气，和胃止痛为主。方用柴胡疏肝散加减。具体方药组成包括柴胡15g，白芍15g，川芎30g，枳壳20g，陈皮20g，香附30g，当归10g，紫苏梗20g，炙甘草15g。其中柴胡、白芍、川芎、香附疏肝解郁，陈皮、枳壳、甘草理气和中，加紫苏梗以理气和胃，当归补血活血，当归配伍白芍补肝体以助肝用。嗳气频者加半夏、刀豆子以降逆和胃；腹胀甚者加厚朴、大腹皮以下气除满；疼痛严重者加白芍、甘草、延胡索以缓急化瘀止痛；口苦甚、舌苔黄者加黄连、黄芩以清泄郁热；食欲差者加焦三仙、鸡内金消食助运。

（二）肝胃郁热证

以胃脘部灼痛，痛势急迫，心烦易怒，嘈杂反酸，口苦，舌红苔黄，脉弦数为辨证要点。本证是由于肝气郁结，横逆犯胃，肝火胃热上乘而致。方用丹栀逍遥散合清中汤加减。方药组成包括牡丹皮10g，栀子10g，当归15g，白芍20g，柴胡15g，茯苓10g，白术20g，陈皮20g，半夏12g，黄连6g，栀子10g，白豆蔻6g（后下），炙甘草10g。方中柴胡、当归、白芍、薄荷解郁柔肝止痛，牡丹皮、栀子、黄连清肝泄热，半夏、白豆蔻、白术、茯苓、甘草、生姜和中健胃，降逆止痛。若为火邪已伤胃阴，可加麦冬、石斛滋阴润燥；如胃痛显著者，可酌加香橼、佛手、川楝子、郁金以疏肝行气止痛；若火热内盛，灼伤胃络，而见吐血，并出现脘腹灼痛痞满、心烦便秘、面赤舌红、脉弦数有力等症者，可合用泻心汤（黄连、黄芩、黄柏）。

（三）肝胃阴虚证

该证以胃脘隐隐灼痛，似饥而不欲食，口燥咽干，消瘦乏力，舌红少津，脉细数为辨证要点。治疗原则为养阴益胃，和中止痛，采用益胃汤合芍药甘草汤加减。具体方药组成包括生地黄 20g，沙参 15g，玉竹 10g，石斛 10g，生白芍 15g，炒白扁豆 10g，炒麦芽 10g，生甘草 10g。其中，沙参、麦冬、生地黄、玉竹具有养阴益胃的功效，芍药、甘草则可中和缓急止痛。同时，炒白扁豆能够和胃化湿，炒麦芽则可理气和胃，防止滋阴药滋腻碍胃。对于气阴两虚的患者，可同时使用生脉饮以益气养阴；若出现脘腹灼痛、嘈杂反酸等症状，则可合用左金丸进行治疗。如果病期长久，肝肾阴虚的症状明显，可加入山茱萸、熟地黄等滋补肝肾的药物；若阴虚难复，可加用乌梅、木瓜等配以炙甘草以酸甘化阴。

（四）肝郁脾虚证

该证以胃脘隐痛、腹部拘急、喜暖喜按、精神抑郁、舌质淡、苔白润且边有齿痕、脉弦细为主要特征。此证候主要由脾胃虚弱、肝木横急、脾阳不运等因素导致。治疗宜采用逍遥散合小建中汤加减的方剂。具体药物组成如下：柴胡 15 克，当归 15 克，白芍 20 克，茯苓 10 克，白术 20 克，桂枝 10 克，饴糖 30 克，延胡索 15 克，炙甘草 10 克。考虑到此证以脾虚为主，故去逍遥散中的薄荷，并同时合用小建中汤以调和脾胃，缓解急症。加用延胡索以增强活血止痛的效果。若气虚症状较重，可加入黄芪、白术以益气健脾；若大便溏泄，则可加入白术、茯苓以健脾祛湿；若反吐清水痰涎，可加用干姜、吴茱萸、半夏等温胃化饮药物；若寒象明显，可用附子理中汤温脾散寒；若兼见腰膝酸软、头晕目眩、形寒肢冷等肾阳虚症状，可合用肾气丸、右归丸等助肾阳以温脾和胃。

（五）肝胃虚寒证

该证的辨证要点为胃脘隐痛，恶心纳差，泛吐清涎，头痛，脉沉弦。方用吴茱萸汤合六君子汤加减。具体方药组成包括制吴茱萸 6g，党参 15g，白术 20g，茯苓 30g，清半夏 12g，陈皮 20g，炙甘草 10g，生姜 15g，大枣 10g，白豆蔻 6g（后下）。其中，吴茱萸汤温中降逆，六君子汤健脾益气化湿，加白豆蔻理气和胃。若兼见腰膝酸软，头晕目眩，形寒肢冷等肾阳虚证者，可合用肾气丸、右归丸之类助肾阳以温脾和胃。

（六）肝胃血瘀证

以胃脘痛有定处，痛如针刺，食后或者夜间痛甚，大便色黑，甚则呕血，舌质紫暗，舌边瘀点，脉涩为辨证要点。本病由久病入络，胃络损伤，肝血瘀滞而成。方用失笑散合丹参饮加减。具体方药组成包括五灵脂 10g，蒲黄 15g，丹参 30g，砂仁 3g（后下），檀香 3g（后下），延胡索 15g，川楝子 6g，炒麦芽 15g，炒谷芽 15g，炙甘草 6g。方中五灵脂、蒲黄、丹参活血化瘀止痛，檀香、砂仁行气和胃，川楝子、延胡索为金铃子散，可活血止痛，佐用炒麦芽、炒谷芽以理气和胃。若久病兼血虚者，可加川芎、当归养血活血；若伴出血者，佐三七、白及、炮姜、侧柏炭等化瘀止血。

（七）肝胃湿热证

以胃脘部闷痛，连及两胁疼痛，口苦口黏，舌红，苔黄腻，脉弦滑为辨证要点。方用行中汤合四逆散加减。具体方药组成包括清半夏 12g，黄连 10g，黄芩 10g，柴胡 10g，枳实 10g，白芍 10g，干姜 6g，党参 10g，炙甘草 10g，大枣 10g。行中汤乃经验用方，即半夏泻心汤合枳术汤加减而成，此处合用四逆散以疏肝解郁。若舌苔黄厚腻，湿热之象明显，可加龙胆草、苦参以清利湿热；疼痛较重者，佐延胡索、川楝子以疏肝泄热止痛；若伴纳呆、无食欲者，可加八月札、佛手、炒山楂以行气和胃、消食导滞。

四、常用药对

（一）黄柏、桂枝

黄柏苦寒坚阴，功擅泻相火、退虚热。黄柏始载于《神农本草经》，列为上品，可引肝胃郁热下行，然苦寒泻火易伤胃土，故配伍小剂量桂枝可制约其寒凉之性，二者配伍既可泻相火，又不至于寒凉伤胃。

（二）半夏、陈皮

陈皮、半夏均可燥湿化痰，二者合用，共奏燥湿和胃之功，可用于湿痰内盛，胃气失和之胃痛者。半夏与陈皮同用能散滞气，气行则痰行。二药相合，陈皮可助半夏行气消痰，半夏可助陈皮和胃降逆，共用可健脾燥湿而和胃，理气化痰而和胃止痛。

（三）当归、川芎

当归甘辛性温，主入心、脾经，具有补血活血、调经止痛、润肠通便的功效，常用于血虚、血瘀、血寒所致的虚寒腹痛。川芎上行颠顶，下达血海，具有活血行气、祛风止痛的功效，常用于瘀阻腹痛。二者同被称为"血中之气药"，当归配伍川芎可增强行气活血、散瘀止痛之功。

（四）沙参、麦冬

沙参分为南北两种，二者均可养阴清热，生津润燥，南沙参重在祛痰止咳，北沙参甘凉柔润，主入肺、脾二经，益胃生津之力强。麦冬甘寒，主入心、脾、肺经，功擅清胃生津。二者配伍，可清肺凉胃，使养阴生津之力大大增强，主治热伤胃阴或久病阴虚津亏等。

（五）柴胡、栀子

肝为风木之脏，内寄相火，易动风化火。柴胡长于疏肝理气，因其性主升腾，能通行表里之气，其辛散之性可畅达三焦经络，故能带领胆、胃之轻清之气上行。栀子苦寒，能清热泻火并长于清心除烦，《本草衍义补遗》记载"（栀子）治热厥心痛，解热郁，行结气"。柴胡与栀子配伍，以柴胡辛散之性畅达三焦，行气郁，解热郁，栀子苦寒清降，直泻三焦之火。二者合用，既可使邪热从外而散，又可从下而泻，起到清泻三焦火热、除烦解郁之效，使三焦气机升降功能恢复，则胃痛自消。

五、医案选录

（一）肝气犯胃案

患者为男性，26岁，初诊主诉胃痛持续半月。患者在半个月前无明显诱因出现胃脘部胀痛，疼痛逐渐加剧。就诊时，其胃脘部疼痛拒按，伴有大便稀溏，痛即腹泻，泻后痛减。同时，患者感到口苦，口中有异味，并经常出现牙龈出血。睡眠质量差，多梦。经诊断，确定为胃痛（肝气犯胃证）。治疗原则为疏肝解郁，理气止痛。使用柴胡疏肝散加减作为治疗方剂。处方如下：柴胡15克，白芍15克，川芎30克，枳壳20克，陈皮20克，甘草15克，香附30克，牡丹皮15克，栀子10克，当归10克，紫苏梗20克，炒白术15克，防风20克。

患者服用上方7剂后二诊，胃痛有所减轻，大便仍微溏。现饭后胃脘隐痛，偶有右胁胀闷。舌质红，苔薄黄，脉弦。故按上方将炒白术改为30克，加瓜蒌皮10克，川楝子10克。服药半个月后随访，病已基本痊愈。

按语：本例患者为年轻男性，病情为肝气横逆，导致气滞于胃，表现为胃脘胀痛、呃逆和嗳气。长期的肝郁导致气郁化火，出现心烦易怒、口干口苦，脉搏弦数等症状。诊断为肝气逆行至胃引起的胃痛，治疗方案采用柴胡疏肝散加减。方剂中的栀子和牡丹皮具有清热解毒的作用，特别是清肝经气血分之热。柴胡具有疏肝理气、舒展少阳三焦气机的效果。当归则具有养血活血、补肝的作用，有助于舒缓气血淤滞。炒白术主要健脾，补脾之虚，防止肝气侮犯。川芎的作用是上行头目、下行血海，通畅气机，有助于解开郁结，促进四肢血液循环。枳壳和香附能够疏肝解郁，理气宽中。芍药和甘草则起到柔肝缓急的作用，舒缓经脉，有助于柴胡调理肝的疏泄。二诊时，症状减轻，右胁不适偶见，考虑到肝脾不和，故加入川楝子以疏肝泄热，瓜蒌皮用于宽胸理气，同时增加了炒白术的用量，以增强其健脾燥湿止泻的效果。

（二）肝胃阴虚案

患者为女性，40岁，初诊主诉为间断性胃痛，已达4年之久，最近1个多月病情加重。初步诊断为胃痛（肝胃阴虚证）。治则为养阴益胃，和中止痛。选用益胃汤合芍药甘草汤加减进行治疗。处方如下：沙参15g，麦冬15g，生地黄15g，玉竹15g，白芍15g，炙甘草10g，牡丹皮15g，栀子15g，知母15g，柴胡15g，延胡索20g，地骨皮20g，当归15g。

服用上述处方 7 剂后患者二诊，胃痛等症状明显好转，食欲增强。偶有胃部灼热感和反酸现象，大便偏稀，每日 1 次。舌质红，苔薄黄，脉弦。按上方增加地骨皮用量至 30g，加入炒麦芽 15g、炒谷芽 15g、煅瓦楞子 30g。患者继续服用 14 剂后，所有症状完全消失，随访 1 年后未出现复发。

按语：本案患者胃痛已达 4 年之久，因精神压力诱发并加重，起病于肝郁化火。郁火日久，损伤肝胃之阴，胃喜润恶燥，胃阴不足，胃体失其濡养，故出现胃脘隐痛、口渴、饥饿感，但因本为虚，故虽有饥饿感却不想进食。综合舌脉象，可诊断为肝胃阴虚证。选用益胃汤合芍药甘草汤加减治疗，方中沙参、麦冬、生地黄、玉竹养阴益胃，芍药、甘草和中缓急止痛。阴虚日久，难免虚火亢盛，佐以栀子泻火除烦、清热利湿，牡丹皮清热凉血、清肝降火、活血消瘀。两药皆能清热凉血，疏泄肝胆郁热，一走气分，一入血分，有气血两清之效。知母清热泻火、生津润燥，柴胡疏肝理气，延胡索理气止痛，当归补血活血、调经止痛，地骨皮清虚热。诸药合用，共奏养阴益胃、理气止痛之效。二诊时胃痛减轻，食欲好转，但时有胃灼热、反酸，阴液渐复而虚火仍在，故按上方增加地骨皮用量以增强清解虚热之力，加煅瓦楞子以制酸止痛，更佐用炒麦芽、炒谷芽以行气和胃、消食导滞。

（三）肝胃血瘀案

患者男性，39 岁，初诊主诉为间断胃痛 2 年余，再发加重 1 个月。患者 2 年前无明显诱因出现胃痛，伴反酸，1 个月前因食火锅而胃痛加重。刻诊发现夜间及饭前胃脘刺痛，反酸，腹胀，按之加重，大便不成形，舌质暗，体大有齿痕，苔白腻稍滑，脉沉涩。诊断为胃痛（肝胃血瘀证）。治疗原则为化瘀通络，理气和胃。方用血府逐瘀汤合小陷胸汤加减。处方如下：当归10g，生地黄20g，炒桃仁10g，红花3g，枳壳20g，甘草10g，赤芍15g，柴胡10g，川芎20g，桔梗10g，半夏20g，黄连10g，瓜蒌10g，姜黄15g，吴茱萸3g，白术 20g，延胡索 30g，干姜 10g。

患者服上方 7 剂后二诊，胃痛好转，仍有腹胀，但出现四肢不温、倦怠乏力。舌质淡，苔薄白，脉沉。按上方加党参 10g、黄芪 20g 以益气活血。

患者服二诊方 7 剂后三诊，胃痛、腹胀基本消失，仍有腹部怕凉。按上方去黄连、瓜蒌，加干姜 15g，继服 14 剂。诸症均有好转，随访半年未复发。

按语：中医认为胃痛的发生与外邪犯胃、饮食伤胃、情志不畅等因素有关。其中，肝气犯胃是胃痛的重要原因之一。肝主疏泄，可以调节全身气机，如果肝气郁结，气机不畅，就会导致胃脘疼痛。此外，长期情志不畅也会导致肝气郁结，从而引发胃痛。

瘀血停胃也是胃痛的一种类型，其症状包括胃脘刺痛、舌质偏暗、脉沉涩等。瘀血停胃多由气滞日久导致血行瘀滞而成，因此治疗应以化瘀通络、理气和胃为主。临床实践中，用血府逐瘀汤合小陷胸汤加减治疗。血府逐瘀汤具有活血化瘀、行气止痛的功效，可以改善胃脘刺痛、舌质偏暗等症状。小陷胸汤则可以理气宽胸、化痰散结，有助于消除胃脘胀满、嗳气等症状。在此基础上，加入姜黄、川芎、吴茱萸等活血止痛的药物，以及白术益气健脾的药物，以达到更好的治疗效果。

二诊时，患者胃痛症状有所减轻，但出现四肢不温、倦怠乏力等症状，故加入党参、黄芪等益气活血的药物。三诊时，胃痛、腹胀等症状基本消失，但仍怕冷，于是去黄连、瓜蒌，加干姜以温中散寒和胃，继续服用 14 剂而痊愈。

（四）肝胃湿热案

患者为女性，35 岁，初诊主诉胃痛已逾一年，近半月加重。患者因工作原因经常熬夜，饮食不规律，从而引发胃脘疼痛。胃镜检查显示慢性萎缩性胃炎。服用西药后症状可得到控制，但停药后即复发。就诊时患者表现为胃脘闷痛，食后吐酸，伴有纳呆、口苦、口臭。胃脘部灼热难耐，身重乏力，头晕目胀，情绪急躁易怒。大便不畅，舌质红有瘀斑，苔黄腻，脉弦滑。根据以上症状诊断为胃痛（肝胃湿热证）。治疗原则为清热化湿，理气止痛。治疗方案选用行中汤合四逆散加减。处方如下：清半夏 15g，干姜 3g，陈皮

15g，黄连 10g，黄芩 15g，黄柏 20g，党参 10g，枳实 15g，炒白术 15g，厚朴 20g，延胡索 20g，柴胡 15g，炒白芍 15g，川芎 20g，炙甘草 10g，大枣 10g。

患者服上方 7 剂后二诊，胃痛较前改善，脾气好转，仍有吐酸、胃脘灼热。大便每日一行，舌质红，苔黄腻，脉弦滑。按上方加煅瓦楞子 30g。

患者服上方 14 剂后三诊，泛酸、胃中灼热好转，胃痛消失。大便黏滞，舌质红，苔薄黄，脉弦。按上方去延胡索，加薏米 30g，间断服用 2 个月后诸症平。

按语：该患者由于熬夜和饮食不规律，导致脾胃湿热阻滞，引发胃脘闷痛和大便不畅。湿热向上熏蒸，导致口苦和泛酸。湿邪困阻脾胃，影响四肢，表现为身重。舌脉表现为湿热内盛的特征。遂给予行中汤合四逆散加减。行中汤由半夏泻心汤合枳术丸组成，具有清热祛湿、和胃止痛的功效。其中，半夏散结除痞、降逆止呕；干姜辛温散邪；黄芩、黄连、黄柏清热燥湿，与半夏、干姜配合，以辛开苦降；党参甘温益气，以补脾虚；延胡索、陈皮理气止痛，柴胡、白芍疏肝解郁、柔肝止痛；白术健脾燥湿，枳实、厚朴下气化滞，川芎活血行气止痛。

在二诊时，患者仍有吐酸症状，加用煅瓦楞子以制酸和胃。三诊时，胃痛消失，但大便仍黏滞。于是去白术，加薏米以导湿邪从下焦而去。患者间断服用 2 个月后，病情得到彻底治愈。

第三节　呃逆

呃逆古称为"哕"，又称"哕逆"，是由于胃气上逆动膈，发出短频呃声，以有声无物、难以自止为主要表现的病证。

《黄帝内经》指出呃逆与脾、胃、肺相关。据《素问·阴阳应象大论》记载："中央生湿，湿生土，土生甘，甘生脾……其在天为湿……在脏为脾……在变动为哕"，指出脾之变动为哕，即呃逆。《素问·宣明五气》则称："五气所病……胃为气逆、为哕、为恐……是谓五病"，将呃逆与胃病联系在一起。《灵枢·口问》也指出："今有故寒气与新谷气，俱还入于胃，新故相乱，真邪相攻，气并相逆，复出于胃，故为哕。"说明呃逆是在感受外寒邪气时，与胃中谷气相并而发。《伤寒论》所述之"哕"，主要是由于表证误治失治，导致外邪入里，引起正气衰微所致，与水饮蓄胃、胃津败绝、胃阳虚冷等有关。《金匮要略·呕吐哕下利病脉证治》记载的"哕"主要与上焦痰饮留于胸膈胃脘相关。

张景岳则阐明了呃逆的基本病机，并指出呃逆有寒呃、热呃和虚呃之别。清·李用粹《证治汇补·呃逆》曰："火呃，呃声大响，乍发乍止，燥渴便难，脉数有力；寒呃，朝宽暮急，连续不已，手足清冷，脉迟无力；痰呃，呼吸不利，呃有痰声，脉滑有力；虚呃，气不接续，呃气转大，脉虚无力；瘀呃，心胸刺痛，水下即呃，脉芤沉涩。"在前人基础上，李用粹又汇补痰呃、瘀呃等，同时提出相应治法，《证治汇补·呃逆》云："治当降气化痰和胃为主，随其所感而用药。气逆者，疏导之；食停者，消化之；痰滞者，涌吐之；热郁者，清下之；血瘀者，破导之；若吐若下后，服凉药过多者，当温补；阴火上冲者，当平补；虚而挟热者，当凉补。"明·吴昆《医方考·呃逆门第二十四》云："下焦呃逆其声长，虚邪相搏也"，完善了前人以三焦辨呃逆之下焦呃逆，认为下焦呃逆多以本虚为主。至此，呃逆的理论趋于完善，给呃逆的临床诊治提供了思路和参考。

一、病机特点

（一）寒并谷气，上逆为呃

寒呃是因饮食生冷或外感寒气引发的疾病。中医认为肺主气、主宣发肃降，而胃气以降为顺。由于肺与胃的生理特性，当寒邪侵袭上中两焦时，首先影响到肺和胃。若寒气损伤了胃阳，使胃气不降反冲，呃逆就会发生。而若肺胃之阳被寒气遏制，气失和降，也会引发浊邪逆上。就像《临证指南医案·呃》所说："肺气郁痹及阳虚浊阴上逆，亦能为呃。"

（二）火逆冲上，胃失和降

热呃主要是由于肠胃内部的热盛所引起，这种热盛会消耗脾阴，导致胃失和降。《素问·经脉别论》提到："饮入于胃，游溢精气，上输于脾。"叶天士在《临证指南医案·卷六》中也指出："若脾阴一虚，则胃家饮食游溢之精气全输于脾，不能稍留津液以自润，则胃过于燥而有火矣。"脾负责向胃输送津液，如果过度食用辛辣食物，邪热壅盛，会消耗过多的脾阴，导致胃腑缺乏滋润，胃气失去和谐，容易向上逆流，从而引发呃逆。

（三）肝木乘土，相火扰动

根据《金匮要略·脏腑经络先后病脉证》的记载，当肝脏发生病变时，通常会引发脾脏的病变。这是因为肝脏主情志，并具有疏泄功能。当情志失调导致肝气不舒、肝气郁滞时，可能会进一步影响脾胃的功能，引发呃逆。正如《辨证录·呃逆门》所描述的那样，人们在气躁之后，由于肝脏血燥、肺气热等因素，可能会导致肝气逆克脾土，使脾胃气闭，进而引发呃逆。

（四）痰湿中阻，气逆为呃

素体肺胃阳虚，或因误治或失治，导致脾胃阳气受损，引发胃中虚冷，进而生成痰饮。痰饮在肺胃蓄积，可能引发呃逆。具体症状包括呃逆、胸痞不舒和泛吐清涎等。《金匮要略·呕吐哕下利病脉证治》也曾提及："似喘不喘，似呕不呕，似哕不哕。"此外，痰湿为患还容易导致脾胃气机运行受阻，引发呃逆，且该类病症的病程通常较为漫长。

（五）正虚不运，胃气失和

由素体虚弱或久病不愈导致气血失和，脾胃运化功能减弱，升降失常，胃气向上冲至膈间，从而产生呃逆。正如《辨证录·呃逆门》所言，当呃逆时作时止时，应考虑为气虚而非气滞。根据五行学说，气旺则顺行，气衰则逆行。呃逆的严重程度提示了气的衰极。通过补气虚，可以有效防止呃逆。

二、辨证精要

（一）辨痰、火、寒、郁，审证求因

呃逆的病因复杂，主要涉及痰、火、寒、郁等病理因素。在临床实践中，可以通过"审证求因"的方法，首先明确病因和病性，并注意以下几点：首先，要注意观察热的表现。舌象是区分寒热的关键指标，舌淡多寒，舌红多热。寒热与痰、郁等病理因素常常同时存在。其次，顽固性呃逆多涉及痰的问题。由于痰的变化复杂，且难以清除，长期治疗无效的呃逆，如果正气不虚，可以考虑从痰浊的角度进行治疗。第三，痰和郁常常同时存在。郁代表气机阻滞，导致津液难以流通，形成痰；反过来，痰饮也可以阻碍气机，导致痰和气相互交织。因此，需要根据病机，有针对性地处理不同的病理因素和相应的邪气。

（二）论脏腑三焦，察病浅深

呃逆疾病涉及肺胃，但并非仅限于这两脏，与所有五脏都有密切关系。在临床上可以根据病情的轻重按照三焦划分其病位。上焦涉及心、肺，肺主气，其病多表现为气分不畅；心为火脏，多表现为热证、实证，呃逆声音通常较洪亮，因此病位较浅，病情较轻。中焦涉及脾胃，《医方考·呃逆门》提到："中焦呃逆其声短，水谷之病也。"脾是生痰之源，常见痰湿证，因此病程较长；脾为阴脏，易受寒邪侵袭，而胃为阳腑，易受热邪困扰，故中焦的病容易出现寒热错杂和痰湿交织的变化。下焦涉及肝肾，《医方考·呃逆门》提到："下焦呃逆其声长，虚邪相搏也。"肝蓄血，肾蓄精，长期的呃逆会损伤阴精和营血，形成肝肾虚损的病证，因此病位较深，且病情较为严重。

三、分型论治

（一）痰湿中阻证

呃逆症状常见为频繁短促的呃声，伴有心下逆满、头晕目眩、喜唾涎沫、身体困倦、胸闷，舌苔白腻为辨证关键。治疗方向主要以祛湿健脾、化痰止呃为主，使用温胆汤合橘皮竹茹汤进行调理，可根据具体情况进行适度调整。方药组成包括竹茹 15g，枳实 20g，清半夏 15g，陈皮 20g，茯苓 15g，炒白术 20g，炒苍术 10g，炙甘草 15g，生姜 10g，大枣 10g。温胆汤的作用是温胆化湿，而橘皮竹茹汤则具有降逆祛痰和胃的效果，同时加入炒白术和炒苍术以增强燥湿健脾功效。

对于痰湿较重的情况，可以考虑合用苓桂术甘汤，或加入浙贝母、姜厚朴、桔梗等药物，以增强行气化痰、宽中降逆的功效。若气滞较为明显，可加入香附、柴胡、郁金等药物，以行气解郁、理气化痰。对于脾虚情况，可以考虑合用香砂六君子汤，以助脾运化，健脾燥湿。若湿郁化热，可加入栀子、黄连、牡丹皮等药物，以清泄湿热。

（二）肝胃气滞证

在呃逆发作时，伴有胸胁胀满、食欲不振、脉弦为辨证关键。治疗应以疏肝理气、降逆止呃为主，采用四磨汤合旋覆代赭汤进行调理，可根据实际情况进行适度调整。方剂组成包括代赭石 30g，旋覆花 10g，清半夏 12g，党参 10g，制香附 12g，沉香 3g，槟榔 5g，枳实 10g，乌药 10g，炙甘草 10g，刀豆子 10g。旋覆代赭汤在方中起到下气降逆的作用，四磨汤则有理气消滞的功效。同时，搭配木香、香附，有助于疏肝行气，解除情志郁结，辅以刀豆子以增强下气止呃的功效。

对于伴有心烦口苦、气郁化火的情况，可加入栀子、牡丹皮，以促进气血畅通，清除体内火热，或者考虑使用丹栀逍遥散以清热疏肝。如果舌质暗、瘀血较重，可以加入红花、桂枝，温经通络，活血化瘀。对于肝气横逆、肺金受侮、伴有便秘的情况，可加入升降散（包括蝉蜕、僵蚕、姜黄、大黄），以散结开闭，调理升降。

（三）胃火上逆证

以呃声高亢，冲气逆出，渴欲饮水，胸膈满闷，舌红苔黄燥，脉滑数有力为辨证关键。治疗以清热滋阴，平冲降逆为主，方用竹叶石膏汤合泻心汤进行加减。药物组成包括竹叶 15 克，生石膏 48 克，人参 6 克，麦冬 48 克，半夏 12 克，生山药 20 克，黄连 6 克，黄芩 10 克，大黄 3 克，甘草（炙）6 克。此方能有效地清热降逆，并去除原方中的粳米，加入山药以顾护胃气，同时合用泻心汤以清泄胃热。对于呃逆频繁、口臭较重的情况，可以加入竹茹、柿蒂以增强降逆止呃、清热化痰的效果。对于腑气不通、痞满便秘的患者，可合用小承气汤以通腑泄热。胸膈烦热、大便秘结的患者，则可使用凉膈散进行清上泻下的治疗。如果服药后症状有所缓解，但出现少气乏力的情况，可用麦门冬汤进行善后调理。

（四）脾胃寒滞证

以呃逆声音沉缓连续，喜温怕冷，食欲减退，口淡不渴，舌淡苔白，脉沉迟为辨证要点。治疗方向应以温中散寒、降呃止逆为主，采用丁香柿蒂散合良附丸加减。方剂组成包括丁香 10g，柿蒂 10g，党参 10g，高良姜 15g，制香附 12g，陈皮 20g，炙甘草 6g。其中，丁香、柿蒂、高良姜具有温中行气、降逆的作用，制香附能解郁行气，党参则有益气补中的效果，附加陈皮有助于健脾理气燥湿。

如果伴有肝寒、胸脘胀痛的情况，可加入吴茱萸、肉桂、乌药，以增强温中散寒、平冲降逆的力量。若同时存在寒凝食滞，脘闷嗳腐，可以加入莱菔子、槟榔、半夏，以行气导滞，理气消积。寒凝气滞，脘腹痞满的情况，可加枳壳、厚朴、陈皮，以行气化浊，醒脾和胃。对于下焦肝肾虚损、呃声虚弱而长的情况，可考虑使用丁香柿蒂散合右归丸。

（五）胃阴不足证

以呃逆频发、口干咽燥、舌红少苔、脉细数为辨证要点。治疗方向应以养阴润燥、和胃降逆为主，可采用麦门冬汤合炙甘草汤加减方进行治疗。该方剂组成包括麦冬 30g，清半夏 12g，粳米 30g，人参 6g，炙甘草 6g，炒火麻仁 30g，生地黄 30g，阿胶 6g，桂枝 6g，白芍 15g，大枣 3 枚。此方在麦门冬汤和炙甘草汤的基础上加入白芍，具有缓急止呃的作用，其酸味有助于配合炙甘草等甘味药，以促使酸甘化阴。

若存在阴虚化热的情况，可加入牡丹皮、栀子，以清热凉血。对于阴津损伤较为明显的情况，可加入玄参，形成增液汤，以滋阴增液、润燥生津。

若患者食欲较差，可加入陈皮、厚朴等，以燥湿行气，防止大剂量滋阴药物导致腻滞影响胃。

四、常用药对

（一）人参、半夏

人参补中益气，助脾行津；半夏燥湿化痰，行气降逆。二者合用，能补益中气而不致滞阻，燥湿化痰而不伤害正气。此方善于治疗正气虚弱、痰湿困扰的病症，同时可辅助调理中上两焦，发挥扶正祛邪、燥湿化痰、止逆下气的功效。

（二）枳实、白术

枳实具有破气消积、化痰散痞的功效，这一作用在《神农本草经·木部中品》中就有所记载，而白术则具有益气健脾、固表止汗、利湿消肿等功效。将枳实与白术合用，既可行气化痰，又能强脾散结，有效调理脾胃顽痰。二者相辅相成，枳实协助白术调和脾胃，白术助枳实燥湿化痰，使痰湿得以化解。这样，中焦脾胃和合，气机升降有序，从而达到治疗呃逆的效果。

（三）旋覆花、代赭石

旋覆花具有化痰行水、降气止逆的功效；代赭石则善于平肝潜阳、重镇降逆。两者合用，能够协调金木，增强降逆的功效。旋覆花在诸花中独树一帜，具有升中之降的特性；而代赭石主要入肝、胃经，质重沉稳。旋覆花与代赭石的组合，能够有效地调节冲气上逆，对于顽固性呃逆的治疗既可发挥主导作用，也可以与其他药物配伍，协同发挥功效。人体是一个有机整体，任何一方面的变化都可能影响其他方面，因此对于呃逆的治疗需要综合考虑患者的整体情况，采取针对性的治疗方案。

（四）陈皮、竹茹

陈皮具备健脾燥湿、理气化痰、开胃消食等功效；竹茹则具备涤痰开郁、清热止逆、生津除烦等功效。当二者合用时，可发挥行气开郁、醒脾涤痰、疏通肺胃络脉的作用。肺被视为水之上源、气的本源，而胃则是水谷之海、气血生化的源头。陈皮和竹茹是二陈汤的重要配伍组成，二者质清并且主要作用于中上两焦。"治上焦如羽，非轻不举，治中焦如衡，非平不安"，这句话形象地描述了它们在治疗过程中的作用。为了帮助脾胃履行气化职能，必须使用具有辛味的药物来醒脾化浊，使用甘味的药物入中土，缓解急症并止逆。只有这样，才能使气顺从而呃逆自止。

（五）红花、川芎

川芎具有行气解郁、活血化瘀、祛风止痛的功效；红花则可活血通经、散瘀止痛。两者配合使用，能够消散瘀血，调和气血。阳明经多气多血，而肝是血海，长时间呃逆会导致瘀血阻络，因此需要活血补血，化瘀止逆。川芎是血中的气药，善于行血祛风，能下至血海，旁及四肢，使血液得到气的推动而运行。红花颜色赤红入血，性温善于通行。两者协同作用，能够消除瘀血，使气更容易行。

五、医案选录

（一）痰湿中阻案

患者为女性，38岁，初诊主诉为间断呃逆3月余，最近一周症状加重。

患者自述 3 个月前无明显诱因出现胃脘部胀满，未予重视，未进行系统治疗。1 周前症状突然加重，为求系统治疗，遂来院就诊。根据患者症状初步诊断为呃逆（痰湿中阻证）。治疗原则为祛湿健脾，化痰止呃。方用温胆汤合枳术丸加减。处方为：竹茹 15g，枳实 20g，清半夏 15g，陈皮 15g，炒白术 20g，茯苓 15g，炙甘草 15g，炒薏米 30g，炒苍术 20g，姜厚朴 15g，浙贝母 30g，炒白芍 20g。

患者服上方 14 剂后二诊，效果良好，呃逆减轻，精神状况好转，仍有腹胀、纳呆等症状。检查发现舌质淡，体大有齿痕，苔薄白，脉滑。按上方将炒白术改为 30g，茯苓改为 20g，加入党参 15g、砂仁 6g、木香 15g。

患者服二诊方 7 剂后三诊，呃逆消失，其他症状也有所好转。但仍存在乏力、食后胀满等症状。检查发现舌质淡，体大有齿痕，苔薄白，脉弦。按二诊方继续服用 20 剂。经过半年的随访，患者各种症状已经痊愈。

按语：呃逆病位于膈，但病机主要表现为胃失降和胃气上逆引发膈肌痉挛。患者体质本弱，脾胃功能不佳，长期湿邪困扰导致湿聚成痰，痰阻中焦，影响脾胃升降，使胃气逆而引发呃逆和恶心症状；同时，脾气不升反降，导致眩晕和嗜睡；湿邪阻滞脾腑，引发胃脘胀满、大便溏、流涎等不适；脾虚无法养护四肢，导致体倦乏力。结合舌脉的观察，可以确定患者的证候为"痰湿中阻"，因此应当采取"祛湿健脾，化痰止呃"的治疗方法。具体方剂选用温胆汤合枳术丸加减，以温胆汤理气化痰、枳术丸健脾和胃、行气化湿，增加薏米、茯苓促进水分代谢，苍术、厚朴强化脾胃功能，同时加入陈皮、甘草起到平胃散的作用，加入浙贝母、白芍以促进气机流通，化解湿邪。二诊时仍有脾虚的表现，因此加入党参、砂仁、木香与前方合用，取香砂六君子汤之意，以健脾益气、燥湿和中。三诊时患者病情基本好转，为了加强胃气，建议继续服用 20 剂以巩固疗效。

（二）肝胃气滞案

患者为女性，58 岁，初诊主诉为间歇性呃逆半年，最近 3 天症状加重。半年前，患者在情绪波动后出现呃逆，心情平复后症状缓解，之后每当情绪不畅时呃逆就会再次发作，但未予重视，也未进行系统治疗。3 天前，症状再次发作并加重，患者前来求诊。就诊时患者呃逆频繁，无法自我控制，呃声重而长，同时伴有胃脘胀满，有时咳嗽、泛酸，食欲不振，夜间睡眠质量差。舌质淡暗，苔薄白稍腻，脉弦滑。根据患者表现和症状诊断为呃逆（肝胃气滞证）。治疗原则为疏肝和胃，降逆止呃。采用四磨汤合旋覆代赭汤加减的方剂进行治疗。处方组成如下：代赭石 30g，旋覆花 10g，木香 10g，槟榔 5g，枳实 10g，乌药 10g，桔梗 10g，川芎 10g，当归 10g，甘草 6g。

患者服用上方 14 剂后二诊，呃逆的频率有所减少，但仍然会有胁痛。舌质淡，苔白腻，脉弦滑。在原方的基础上加入柴胡 10g 和白芍 10g，继续服用 2 周后，呃逆停止。在接下来的半年里，患者没有出现复发情况。

按语：胃作为六腑之一，其功能在于通畅降附的过程。胃气顺畅则其他五腑能够正常降附，胃气和谐则食物得以消化，气血得以生成。胃失和降，导致气上逆至膈，膈间气机受阻，逆行的气体上升至喉咙，引发呃逆症状。《景岳全书·呃逆》指出："呃逆的原因主要是气的逆行。气逆行至下，直接冲至上，没有气就没有呃逆……呃逆的根源必然与气息有关。"患者的疾病起因于情绪不顺畅，病情随情志波动，伴随腹胀和反酸等症状，结合舌脉诊断为肝胃气滞证。因此，选择四磨汤合旋覆代赭汤进行调理，以畅通肝气和胃气，降逆止呃。方中的乌药具有辛温香窜的特性，能够通畅上下各种气机，木香擅长调理气滞并缓解疼痛，尤其对胃肠气滞效果显著；枳实具有苦寒性味，有破气消滞的作用，槟榔能破解泄降气，有效降低上升气体，两者合用能够增强降逆行气的效果；旋覆花和代赭石则有助于下行气体，由于呃逆发生在上部，可采用宣肺的方法，考虑患者有咳嗽症状，因此添加桔梗以宣通肺气；由于呃逆已经持续较长时间，可能已经涉及络脉，因此加入川芎和当归以活血行气通络。在第二次就诊时，呃逆症状已经减轻，但仍存在肝气不畅的表现，因此增加柴胡和白芍以疏通肝气，坚持服药两周后，病情完全康复。

（三）胃火上逆案

患者为男性，35 岁，初诊主诉为间断呃逆，已经有一年多的病史，最近三天因为大量饮酒后呃逆症状再次加重。患者曾因食用煎炸食物后出现呃逆和反酸，口服抑酸药物后症状稍有缓解。当饮食不当时，上述症状会反复发作。在就诊时，患者呃声洪亮有力，难以自制，并伴有口臭、烦渴、喜冷饮、口唇干燥、手足心热、胃脘部隐痛、小便短少、大便干结等症状。观察患者的舌头，发现舌红，苔薄黄，把脉后发现脉细数。

根据患者的症状和体征，诊断为呃逆，属于胃火上逆证。治疗原则为清胃通腑，降逆止呃。选用竹叶石膏汤合小承气汤加减作为方剂。处方中包括竹叶 15g，石膏 30g，沙参 15g，麦冬 15g，半夏 12g，天花粉 20g，厚朴 15g，枳实 15g，大黄 6g，竹茹 15g，柿蒂 15g，甘草 10g。

患者服用上方 7 天后二诊，呃逆的频率降低，口干、口渴的症状减轻，手足烦热较前改善，大便已软，每日 1 次。依然舌红，苔薄黄，脉细稍数。故去大黄，改厚朴 10g，枳实 10g。患者服用上方 7 天后三诊，呃逆偶尔发生，自觉口臭、口渴已不明显，时有胃脘部隐痛，大便基本正常，小便量较前增多。仍然舌红，苔薄少，脉细。故去枳实、厚朴、柿蒂，改石膏为 15g，加丹参 15g 和当归 15g，继续服用 14 剂药物。随访后发现患者的各种症状已经恢复到正常状态，未有复发。

按语：患者为年轻男性，通常喜欢食用油腻的煎炸食物，导致胃腑积聚热气，胃热引起气体逆行，出现呃逆和反酸症状。胃火偏盛表现为口臭烦渴，偏好冷饮；热邪损伤阴液表现为口唇干燥、手足心热、胃脘隐痛；胃热津伤导致肠道干燥，出现大便干结、小便短赤。因此，治疗以清理胃肠、降低逆行治疗呃逆为主，选择竹叶石膏汤合小承气汤进行调理，具体加减药物。方中石膏具有清热养阴、止渴的作用，竹叶清心除烦、利尿，沙参、麦冬、天花粉共同作用于胃肠，养阴润燥、生津止渴，半夏、竹茹、柿蒂共同降低逆行治疗呃逆，枳实、厚朴有通降腑气的作用，大黄泻火通便。在第二次就诊时，呃逆症状减轻，其他症状也有改善，大便已经变软，因此调整方子去除大黄，减少枳实和厚朴的剂量。第三次就诊时，呃逆基本消退，口臭和口干不再显著，大便正常，舌苔由黄转白，表明胃火已经下降，但仍然存在胃脘隐痛，可能是病程较长导致络脉瘀滞的表现。继续使用原方，去掉枳实、厚朴、柿蒂，减少石膏的剂量，增加丹参和当归，以促进血液循环、散结化淤、止痛，继续服用 14 剂，症状完全消退，随访时未见复发。

（四）脾胃寒滞案

患者为男性，28 岁，初诊主诉间断性呃逆已持续两周，症状在一天前加重。患者在两周前因天热饮冷后，频繁呃逆，并伴有胃脘部冷痛。自行服用护胃药物后呃逆稍有缓解。一天前，患者在出汗后冲凉，呃逆再次发作，无法自行停止，因此前来求诊。诊查时发现患者呃声频繁，不能自制，声音深沉缓慢，胸膈满闷，口淡不渴，喜暖怕凉，胃脘部冷胀，无食欲，稍进食则呕。患者还时常感到恶风，偶有咳嗽，睡眠尚可，小便清长，大便量少且稀，每日 1 次。舌质淡，苔薄白，脉象沉紧。根据患者的症状和体征，诊断为呃逆（脾胃寒滞证）。治疗原则为散寒温中，降逆止呃。方用丁香散加减。药物组成包括丁香 3g，柿蒂 3g，高良姜 6g，香附 12g，吴茱萸 6g，乌药 12g，半夏 12g，陈皮 15g，代赭石 30g，紫苏 12g，麻黄 6g，杏仁 12g，枳壳 12g，川芎 12g，红花 3g，炙甘草 6g。

患者服用上方 7 剂后二诊，呃逆已有所缓解，胸膈满闷减轻，胃脘部冷痛稍缓，食量稍有增加，未再出现呕逆。自觉手脚较前微温，已不再感到恶风。大便形状基本正常，每日 1 次。舌质淡红，苔薄白，脉象沉稍紧。按上方，去吴茱萸、代赭石、麻黄、杏仁。

患者服用二诊方 7 剂后三诊，呃逆偶有发作但仍能自行停止，胃胀已不明显，时有隐痛。自觉胸膈已较舒畅，饮食逐渐增加，大便基本正常。舌质淡红，苔薄白，脉象沉。按二诊方，去乌药、枳壳、紫苏、红花，加黄芪 15g、白术 15g，再进 7 剂。三诊后未再就诊，随访得知患者已愈且未复发。

按语：该患者为青年男性，起病源于饮冷后汗出冲凉，导致病情加重后前来就诊。其主要的病理机制为寒邪滞留于脾胃，导致胃失和降，气逆动膈，引发呃逆。此外，寒邪还导致毛孔腠理闭塞，寒邪内传于肺，肺气不宣，逆而动膈，使病情进一步加重。由于寒邪易伤阳气，且性质凝滞，因此患者表现出呃声沉缓、喜暖怕凉、胃脘冷胀、食少则呕、大便稀溏等症状。此外，腠理郁闭导致肺气宣降不及，患者还表现出时时恶风、偶咳等症状。结合舌淡、苔薄白、脉沉紧等体征，可以明确判断为寒实病机。因此，治疗的主要原则是散寒温中、降逆止呃，方选丁香散加减。方中的丁香、吴茱萸具有散寒降逆的作用；高良姜、半夏、柿蒂、代赭石则能降气止呃；香附、乌药、陈皮行气和胃；麻黄、杏仁宣降理肺；紫苏宽胸，枳壳行滞；川芎、红花具有调和气血的作用。二诊时呃逆较前已有所缓解，胸膈逐渐畅通，胃脘冷痛减轻，手足稍温而不觉恶寒。因此，去除了吴茱萸、代赭石等降逆之味，以及麻黄、杏仁等宣降之品。三诊时呃逆偶发，可以自行止住，胸膈已利，饮食逐渐增加，但仍然留有胃脘隐痛的症状，属于小虚之证，故去除了行散的乌药、枳壳、紫苏等药，加用了黄芪、白术以补虚健脾。

第四节　呕吐

　　呕吐是一种以胃失和降、胃气上逆为特征的病证，表现为食物、痰涎等胃内之物从胃中上涌，自口而出。历代医家对呕吐的病因病机进行了广泛而深入的研究，早在《黄帝内经》中就指出外邪及饮食不当可导致呕吐发生。张仲景在《伤寒论》中指出六经病皆可致呕，如太阳中风"鼻鸣干呕"，阳明病"食谷欲呕""呕不能食"，少阳病"心烦喜呕"，太阴"腹满而吐"，少阴"既吐且利"，厥阴"干呕，吐涎沫"。此外，还指出了蛔厥呕吐以及悬饮证之呕吐等。到了晋代及唐宋元时期，医家逐渐认识到脾胃在呕吐病中的重要作用，如巢元方于《诸病源候论·呕吐候》中指出："呕吐者，皆由脾胃虚弱。"《圣济总录》曰："盖脾胃气弱，风冷干动……其气上逆，故令呕吐也。"清代至民国时期的医家更加重视呕吐与肝肾的关系。如陈士铎认为"治吐不治肾，未窥见病之根也"。叶天士则认为"不思胃司纳食，主乎通降，其所以不降而上逆呕者，皆由于肝气冲逆，阻胃之降而然也"。

　　在《金匮要略》中，张仲景针对由六经病证所引起的呕吐症状，提出了相应的治疗方法。例如，对于寒饮呕吐，他建议使用小半夏汤；对于阴寒上逆，他推荐使用吴茱萸汤；对于少阳邪热，他提出使用小柴胡汤；对于气虚伤津，他推荐大半夏汤等。

　　陈无择将呕吐病证分为六种，并提出了相应的治疗方法。对于寒呕，他主张使用温阳散寒的方法治疗；对于食呕，他建议采用理气养胃的方法；对于痰呕，他提出化痰理气的方法；对于气呕，他推荐采用理气补气的方法；对于血呕，他主张采用理气养血的方法。

孙思邈在《备急千金要方·呕吐哕逆》中指出，生姜是治疗呕吐的圣药，并提供了针灸治疗的建议。他还强调了人以胃气为本，倡导温补脾胃、升举清阳的治法。在治疗方面，他善用柴胡、升麻、葛根以升举阳气，黄芪、人参以益气健脾。他的代表方包括补中益气汤和升阳益胃汤等。

李东垣强调"人以胃气为本"，倡导温补脾胃、升举清阳的治法。在治疗方面，他善用柴胡、升麻、葛根以升举阳气，黄芪、人参以益气健脾。他的代表方包括补中益气汤和升阳益胃汤等。为升阳益胃法治疗呕吐开辟了先河。

一、病机特点

（一）外邪犯胃，胃气上逆

《黄帝内经》详细阐述了六淫外邪导致呕吐的情况。例如，《素问·举痛论》提到："寒气客于肠胃，厥逆上出，故痛而呕也。"这是指寒邪侵入胃部导致呕吐。《素问·至真要大论》说："厥阴司天，风淫所胜，民病食则呕。"这是指风邪侵犯胃部导致的呕吐。此外，还有热邪致呕、湿邪致呕、燥邪致呕等。明代《古今医统大全》指出："卒然而呕吐，定是邪客胃腑，在长夏暑邪所干，在秋冬风寒所犯。"这表明风、寒、湿邪的袭击都可能导致体内营卫失调，气机混乱，从而使胃失去正常下降的功能，导致胃气逆行，进而引发呕吐。

（二）饮食伤胃，胃气上逆

《素问·脉解》指出："太阴所谓食则呕者，物盛满而上溢，故呕也。"这表明饮食失节是导致呕吐的重要原因。长期饮食不规律、暴饮暴食，或者过多食用生冷、辛辣刺激、肥甘厚味及不洁净的食物，都会损伤胃气，导致中焦气机逆乱，胃气上逆，从而引发呕吐。正如《诸病源候论》所说："呕吐之病者，由脾胃有邪，谷气不治所为也，胃受邪，气逆则呕。"

（三）肝气犯胃，胃失和降

《灵枢·经脉》和《灵枢·四时气》两篇文献中都提到了肝胆之气犯胃可以引起呕吐。肝主疏泄和主情志的功能，因此后世医家认为情志失调可以导致呕吐。例如，宋代医家严用和在《重订严氏济生方·呕吐反胃噎膈》中指出，忧思伤感和郁怒等情志因素可以引起肝气郁滞，导致胃气失和而出现呕吐。此外，《景岳全书·呕吐》也强调了情志因素对呕吐的影响。因此，情志因素是导致呕吐的重要因素之一。

（四）脾胃虚弱，痰饮上犯

《诸病源候论》曰："呕吐者，皆出脾胃虚弱。"脾主运化水液，胃主和降，脾胃虚弱，健运失常，脾不化湿，痰饮内生，而太阴脾土反被痰湿所困，饮停于中，阻碍气机的升降，胃气上逆，故发呕吐。《金匮要略》所云"先呕却渴者，为水停心下，此为饮家"，是饮邪致呕的代表。

《诸病源候论》提到："呕吐者，皆出脾胃虚弱。"脾主运化水液，胃主和降。当脾胃虚弱时，脾的运化功能减弱，无法化湿，导致痰饮内生。同时，痰饮停留在中焦，阻碍了气机的升降，导致胃气上逆，从而引发呕吐。

二、辨证精要

（一）三因制宜辨病因

呕吐通常是一种急性病症，并且常伴随明显的发病诱因。外感寒邪、暑湿，饮食滞留，水土不服等都可能引起呕吐，因此，治疗时可根据"三因制宜"的法则，即因时、因地、因人辨证。首先，需要考虑季节变化，不同季节发生的呕吐可能有不同的病因。例如，夏季呕吐多为暑湿影响，冬季则可能是寒邪侵胃，而春季可能与肝火侵袭脾有关。其次，要考虑地理位置，南方湿气重，多伴有痰饮，而北方则以寒湿为主。此外，还需注意患者是否因改变居住地而导致水土不服。第三，需要考虑个体体质，因为体质是呕吐发病的内在原因，患有呕吐的人通常是脾胃虚弱或体质偏阳等。呕吐不仅仅是一种疾病，还是人体自身的一种保护性反应。详细询问患者在发病前的饮食和生活习惯，可以给中医辨证提供关键线索。特别是在饮食方面，排除食物污染或误食毒物等因素非常重要，以避免盲目止呕而留下隐患。

（二）虚实为纲察胃气

根据《景岳全书·呕吐》所述："呕吐一证，最当详辨虚实。"因此，在诊断呕吐时，应以虚实为纲领。实证呕吐通常发病迅速，病程较短，呕吐量大，且呕吐物多具有酸臭味道。对于实证呕吐，需要进一步辨别其属于外感、食滞、痰饮、气火等不同类型。虚证呕吐则通常发病缓慢，病程较长，时发时止，甚至逐渐加重，呕吐量较少，呕吐物酸臭味不重。对于虚证呕吐，应注意辨别其属于阴虚还是阳虚。值得注意的是，呕吐病最容易损伤胃气。辨别虚实有助于审察胃气的强弱。若胃气强，则多以实证为主，病情较轻且易治；若胃气弱，则多以虚证为主，病情较重且难以治愈。正如张景岳所言："凡呕家虚实，皆以胃气为言，使果胃强脾健，则凡遇食饮必皆运化……"

三、分型论治

（一）外邪犯胃证

以恶心呕吐、食欲不振、胸脘满闷、大便稀溏为常见症状，起病急骤，病程较短，伴有恶寒发热，舌苔白，脉象濡缓。治疗原则为疏散外邪，调理脾胃。可选用藿香正气散加减。组方如下：藿香15克，紫苏10克，白芷10克，大腹皮15克，茯苓15克，白术15克，陈皮12克，厚朴15克，清半夏12克，桔梗10克，甘草6克，生姜6克，大枣2枚。

如寒热症状较重，可重用苏叶以祛风解表；如伴有食滞，胸闷腹胀症状，可加用炒神曲、炒莱菔子、炒鸡内金等药物消积导滞；如湿气偏重，可将白术替换为苍术，以增强化湿作用；腹泻严重者，可加用炒扁豆、炒薏米等药物祛湿健脾止泻；如小便短少，可加用木通、泽泻等药物祛湿利水；如以胃热为主者，可改用泻心汤（黄芩、黄连、大黄）加减。

（二）饮食停滞证

该病例以呕吐物酸腐难闻，脘腹胀满，腹痛拒按，舌质红，苔黄厚腻，脉弦滑等为辨证要点包括。治疗方法为消食化滞，和胃降逆。可以采用半夏泻心汤合保和丸加减的方剂进行治疗。该方剂的组成成分包括清半夏 15g，黄芩 15g，黄连 10g，党参 15g，炙甘草 10g，炒枳实 15g，陈皮 20g，山楂 15g，神曲 10g，茯苓 10g，连翘 10g，炒莱菔子 15g。此方剂是由半夏泻心汤合保和丸去干姜加枳实而成，去干姜的原因是食积化热，郁热较重，需要更加强调破气导滞的功效。

如果胃脘胀满、疼痛难忍，需采取催吐的方法来因势利导，同时可以酌情添加谷芽、麦芽、鸡内金等药物以加强消食健胃的效果。

（三）肝气犯胃证

该证的辨证要点包括呕吐吞酸、胸胁胀满、情绪低落、纳差、脉弦。治疗原则是疏肝解郁、和胃止呕。方药组成包括柴胡 12g，白芍 20g，川芎 20g，枳壳 20g，香附 20g，陈皮 20g，半夏 12g，干姜 10g，黄芩 15g，黄连 6g，党参 10g，炒川楝子 6g，甘草 10g。如果合并便前腹痛、便后缓解的症状，可以合用痛泻要方。如果肝胃郁热较严重，可以加用牡丹皮、栀子、黄柏以清肝胃郁热；如果兼见便秘，可以加大黄、瓜蒌、厚朴以通腑行气，恢复胃的和降功能。

（四）脾胃气虚证

患者主要表现为呕吐、倦怠乏力、不欲饮食、脘腹痞闷、畏寒、便溏，舌质淡，苔薄白，脉细弱。治疗方向是益气健脾，和胃降逆。方案采用香砂六君子汤合补中益气汤，并进行相应的个性化调整。方剂的组成包括党参 15g，茯苓 15g，炒白术 20g，砂仁 6g，木香 10g，陈皮 15g，清半夏 15g，黄芪 15g，当归 10g，升麻 10g，柴胡 10g，炙甘草 10g。

如果呕吐痰涎、头痛、畏寒肢冷等症状较重者，可加入吴茱萸以散寒暖肝、和胃降逆；如脾阳不振、畏寒肢冷者，可加干姜以温中散寒、和胃止呕；若病程日久，病及肾脏，出现腰膝酸软、肢冷汗出的症状，可改用附子理中汤加肉桂等温补脾肾的药物进行治疗。

（五）痰饮内停证

该证以恶心呕吐、咳痰、心悸、头晕、大便黏稠、舌质红、苔白滑、脉象弦滑为辨证关键。治疗原则为和胃止呕、降逆化痰。可选用半夏厚朴汤与苓桂术甘汤进行加减。具体的方药组成如下：清半夏 15g，茯苓 12g，厚朴 12g，紫苏叶 9g（后下），桂枝 12g，生白术 15g，炙甘草 10g，生姜 10g。

若患者出现头顶疼痛，肝胃虚寒，可配合使用吴茱萸汤；若痰饮夹杂热象，可加入竹茹、苍术以清热燥湿化痰；若因痰浊蒙蔽清阳导致头晕目眩，可改用半夏白术天麻汤以健脾燥湿、化痰息风。

（六）胃阴亏虚证

该证以恶心呕吐，胃脘灼热，食欲不振，舌红少苔，脉细数为辨证要点。治疗应以滋阴润燥，和胃降逆为主。方案采用益胃汤合小半夏汤进行加减，方剂组成包括半夏 15g，生姜 10g，沙参 15g，麦冬 15g，生地黄 20g，玉竹 15g，白芍 15g，山楂 10g，乌梅 10g。此方通过小半夏汤降逆和胃，益胃汤滋补胃阴，并搭配酸味的白芍、山楂、乌梅，以及沙参、麦冬、生地黄等甘味药，达到酸甘化阴的治疗效果。

若病情兼有胃痛，可加醋延胡索以活血止痛；若阴虚内热表现明显，可加知母、黄连以清解郁热；对于食欲不振、消化差的情况，可以佐用炒麦芽、炒谷芽以理气化滞，消食和胃。

四、常用药对

（一）生姜、半夏

生姜与半夏均为辛温之品，具有温胃化痰、散寒止呕之功效。生姜被誉为"呕家圣药"，其性升散，可增强半夏的化痰降逆止呕之力。而半夏则具有燥湿化痰、散结降逆的作用，可与生姜相互配合，一升一降，加强彼此的疗效，共同发挥化痰降逆止呕的功效。尤其适用于治疗因痰湿中阻、胃失和降所导致的恶心呕吐症状。此配伍用药精准，疗效显著，且生姜还可中和半夏的毒性，确保用药安全。

（二）藿香、半夏

藿香和半夏皆辛温，具有化湿止呕之功效。藿香可芳香化湿，和胃止呕，半夏则可燥湿化痰，降逆止呕。二者相辅相成，构成藿香正气散的核心配方，能够有效地化湿止呕，适用于湿浊中阻的患者。对于因夏季外感风寒、内伤生冷所致的呕吐症状，以及夏季呕恶不欲饮食的情况，藿香、半夏配伍的疗法皆有显著疗效。

（三）生姜、竹茹

生姜具有辛温的性质，能够散寒止呕。《名医别录》曾提到生姜对"伤寒头痛鼻塞，咳逆上气，止呕吐"有显著效果。竹茹则具有甘寒的特点，善于清胃热并止呕吐。将生姜与竹茹配伍，能产生一温一寒的协同作用，有效降逆止呕并清热安胃，尤其适用于因胃虚有热、胃气上逆导致的呕吐症状。同时，生姜的温性能够制约竹茹的寒凉之性，从而避免寒凉过度伤及胃部。

（四）黄连、吴茱萸

黄连的属性为苦寒，具备了清肝胃之火的特性；而吴茱萸则以其辛开温通的性质，能开郁散结，下气降逆以止呕。当这两种药物相互配合时，吴茱萸便能协助黄连实现和胃降逆的效果，同时也能制约黄连的苦寒属性，避免出现凉遏的弊端。两者在寒热属性上相互补足，同时作用于肝胃，清肝泻火，降逆止呕，适用于治疗肝气犯胃、肝胃郁热引发的呕吐、吞酸、口苦等症状。

（五）半夏、党参

半夏具有辛温的性质，能够降逆止呕；党参则具有甘平的性质，能够补脾养胃益气。这两种药物配伍，能够将党参的补气作用与半夏的止呕作用有机结合起来，从而发挥益气止呕的功效，对于治疗因脾胃虚弱所导致的呕吐症状具有积极效果。

五、医案选录

（一）外邪犯胃案

患者为女性，16 岁，初诊时主诉恶心、呕吐，持续时间为 2 天。据患者自述，2 天前外出食用海鲜，同时由于夜间空调温度过低，从而引发恶心、呕吐症状。在自行服用三九感冒灵颗粒后，发热症状得以缓解，但呕吐症状仍未减轻，因此前来就诊。就诊时，患者表现为胃脘痞闷，恶心欲吐，纳差，无食欲，头部微痛，颈部强直，大便溏泄，小便正常。舌质淡红，舌苔白腻，脉象弦滑。经过综合诊断，诊断为呕吐（外邪犯胃证）。治则采用疏表散寒，和胃化滞的方法。方剂选用藿香正气散加减。具体处方为：藿香 15 克，紫苏 10 克，大腹皮 15 克，茯苓 15 克，白术 15 克，陈皮 12 克，厚朴 15 克，清半夏 12 克，桔梗 10 克，炒麦芽 15 克，生甘草 6 克，生姜 6 克，大枣 2 枚。

患者服用上方 5 剂后二诊，呕吐症状得到缓解。但仍无食欲，大便基本正常。舌质淡红，舌苔白腻，脉象偏弦。方剂改用平胃散合小半夏汤加减。具体处方为：清半夏 12 克，苍术 10 克，陈皮 10 克，厚朴 10 克，炒麦芽 15 克，炒神曲 10 克，生姜 10 克，大枣 10 克。继续服用 5 剂后，所有症状均已缓解。

按语：该病发于夏暑之季，外感寒邪与内伤饮食共同成为诱因。寒邪束表，导致发热、恶寒、头痛、项强等症状，而内伤湿滞，又加上外受暑湿，内外合邪，使湿困脾胃，胃气上逆，最终导致呕吐。因此，治疗方向为疏表散寒、和胃化滞，采用藿香正气散加减。鉴于表证已不甚突出，去除白芷，减弱解表的作用，同时加入炒麦芽以增强和胃化滞的效果。方中的藿香具有芳香解表化湿的作用，紫苏则既能散寒祛邪，又有良好的入脾胃之能；清半夏、茯苓、陈皮有理气和胃、化湿祛痰的功效；白术则以苦温燥湿健脾，防止生痰；大腹皮、厚朴则分别有行气化湿、下气除满的作用；桔梗可宣肺利膈，帮助肺通调水道；生姜和大枣则调和脾胃，促进营卫协调，尤其生姜被认为是治疗呕吐的"圣药"之一，能散寒止呕；甘草则益气和中。这些药物相互配合，共同发挥解表化湿、和胃止呕的功效。在第二次诊疗中，虽然呕吐已止，但内湿尚未彻底除去，因此调整方案使用平胃散合小半夏汤进行治疗，以燥湿和胃，理气消滞。其中，苍术能燥湿运脾，陈皮有理气和胃的效果，厚朴芳香下气，这两者共同起到升降中焦的作用，而炒麦芽和炒神曲则有消食导滞，理气助运的作用。这些药物协同使用，有助于湿去滞消，使脾升胃降，最终达到病情痊愈的效果。

（二）饮食停滞案

患者为男性，34 岁，初诊主诉呕吐症状持续 3 天。患者在 3 天前因暴饮暴食导致剧烈呕吐，为求系统治疗，来院就诊。就诊时，其呕吐物为酸腐食物，吐后症状稍有减轻，但仍恶心欲吐，伴有腹部疼痛不适，胸闷频繁，嗳气频频，纳差，大便气味臭秽。经查，患者舌质红，体积较大且有齿痕，苔黄厚腻，脉象弦滑。根据上述症状及检查结果，诊断为"呕吐（饮食停滞证）"。治疗原则为消食化滞，和胃降逆。处方采用保和丸合半夏泻心汤加减，具体组方如下：清半夏 15g，黄芩 15g，黄连 10g，党参 15g，炙甘草 10g，陈皮 20g，山楂 15g，神曲 10g，茯苓 10g，连翘 10g，莱菔子 6g，炒白术 20g，炒山药 20g，柴胡 10g，炒白芍 15g，生姜 10g。

患者服用上方 7 剂后二诊，呕吐症状已止，但仍有脘腹胀满、嗳气、体倦乏力、大便溏稀、偶反酸等症状。经查，患者舌质淡，体积较大且有齿痕，苔黄腻，脉象弦。按上方增炒白术用量为 30g，加入姜厚朴 15g、木香 10g、砂仁 6g。继续服用 14 剂后，所有症状均已消失。

按语：患者因暴饮暴食导致剧烈呕吐，表现为呕吐酸腐，大便臭秽，胸闷、嗳气频频等症状，提示食物停滞在胃中，胃气逆流所致。由于脾胃升降功能紊乱，导致传导失调，进一步加重症状。根据舌脉的观察，可以初步判断为"饮食停滞"引起的呕吐。治疗方案以"消食化滞，和胃降逆"为主要原则，选择保和丸合半夏泻心汤进行治疗，其中保和丸用于消食导滞和胃，半夏泻心汤用于平调寒热。在方药选择上，加入白术、山药以健脾益气，同时增加生姜，与半夏搭配，以化痰散饮，和胃降逆，借鉴了张仲景小半夏汤的治疗思路。在第二次诊疗中，虽然呕吐症状有所缓解，但仍伴有脘腹胀满、嗳气。考虑到脾胃尚未完全康复，胃气未恢复正常，因此调整方案，加入木香、砂仁，与前方合并使用，意在强化益气健脾和胃的功效，形成香砂六君子的治疗理念，以进一步增进脾胃功能的康复

（三）肝气犯胃案

患者为男性，51 岁，初诊主诉为胃脘部胀满一周，并伴有呕吐症状。患者在 1 周前由于情绪郁怒开始出现胃脘部胀满不适，但未予重视，未进行特殊诊疗。1 天前，症状加重，并出现呕吐、嗳气等症状，因此前来求诊。就诊时，患者时有呕吐，泛吐痰涎，伴有头晕，胃脘部胀满，可连及两胁，按之稍痛，得嗳气稍舒，不欲饮食，食后欲吐，情绪烦闷，入睡困难。患者平素四肢困重，倦怠懒言，小便短少，大便日 1 次，量少稍干。舌质淡，体大有齿痕，苔白腻罩黄，脉弦滑。

根据患者的症状和体征，诊断为呕吐（肝气犯胃证）。治则采用疏肝调中，和胃降逆的方法。方用柴胡疏肝散合半夏泻心汤加减。药物组成包括柴胡 12g，白芍 20g，川芎 20g，枳壳 20g，香附 20g，陈皮 20g，半夏 12g，干姜 10g，黄芩 15g，黄连 6g，党参 10g，瓜蒌 20g，旋覆花 15g，苍术 20g，厚朴 15g，大黄 10g，甘草 10g。

患者服用 7 天药物后二诊，呕吐和胃脘及胁部胀满明显减轻。但仍不欲饮食，四肢倦怠，小便少，大便日 2 次，质稍溏。舌质暗，体大有齿痕，苔白腻，脉沉滑。故采用半夏泻心汤合平胃散加减的方剂，其中，清半夏 12g，干姜 10g，黄芩 10g，黄连 6g，党参 15g，苍术 20g，姜厚朴 15g，陈皮 20g，

黄芪 20g, 炒山药 20g, 炒薏米 30g, 旋覆花 15g, 瓜蒌 20g, 大黄 10g, 枳壳 20g, 川芎 20g, 甘草 10g。

患者服用二诊方 7 剂后三诊, 呕吐和胃脘部胀满基本消退, 食量稍增。但仍时有头晕, 倦怠乏力, 偶有鼻塞流浊涕。二便基本正常。舌质淡, 苔白腻, 脉沉滑。方选二陈汤合平胃散加减的方剂进行治疗, 其中, 清半夏 15g, 陈皮 15g, 茯苓 15g, 甘草 10g, 苍术 15g, 厚朴 15g, 炒薏米 20g, 黄芩 20g, 党参 10g, 干姜 10g, 辛夷 15g, 苍耳子 10g。患者症状逐渐得到缓解和控制。

按语: 患者最初由于情绪郁怒引发了一系列症状: 胃脘部和胁部感到胀痛, 打嗝后稍有缓解, 食欲不振, 有些恶心, 疲倦懒言。观察舌象, 舌质淡, 体大有齿痕, 舌苔白腻覆盖黄色, 脉象弦滑。综合这些症状和体征, 可以判断患者是由于中焦不运导致湿邪内生, 气机升降失常。同时, 肝气犯胃, 胃失和降而引发呕吐。治疗的首要任务是疏肝理气, 调和胃气。因此, 选用柴胡疏肝散来疏肝理气, 同时用半夏泻心汤来调和中焦脾胃的气机。瓜蒌与半夏、黄连合用, 取小陷胸汤之意来治疗胃脘部的满痛。旋覆花可以增强降气消痰止逆的功效。苍术和厚朴可以增加燥湿行气的效果。大黄则有助于通腑开塞, 恢复肠腑降浊的功能。

经过治疗, 患者的肝气得到疏解, 胃气上逆的趋势也得到缓解, 但脾虚湿阻的证象仍然存在。因此, 在二诊时, 用半夏泻心汤来恢复中焦升降的功能, 并用平胃散来燥湿行气。此外, 加入黄芪、炒山药、炒薏米以增强健脾渗湿的功效。三诊时, 患者的所有症状都已经平息, 但湿邪仍然留存, 难以迅速去除。因此, 方剂以二陈汤和平胃散加减为主, 加入炒薏米以渗湿健脾。同时, 合用干姜、黄芩、党参, 取泻心汤之意来调畅中焦气机。稍微加入辛夷和苍耳子以通鼻窍。

（四）痰饮内停案

患者为男性, 42 岁, 初诊主诉半年来间断性呕吐, 最近 3 天症状加重。患者半年前无明显诱因开始出现呕吐症状, 3 天前症状加重。为求系统治疗, 患者来院就诊。就诊时, 患者表现出呕吐痰涎、胸闷、偶有心悸、头晕目眩、食后腹胀、食欲不振、神疲乏力、大便黏等症状。舌质红, 体积较大且有齿痕，舌苔白滑，脉象弦滑。

根据患者症状和体征诊断为"呕吐（痰饮内停）"。治疗原则为温中化饮，和胃降逆。处方为小半夏汤合苓桂术甘汤加减。具体处方为：清半夏 15 克、生姜 6 克，茯苓 12 克，桂枝 12 克，炒白术 15 克，炙甘草 10 克，陈皮 10 克，天麻 6 克。

患者服用上方 7 剂后二诊，呕吐症状减轻。但仍有头晕，身体疲倦乏力，大便溏稀，食欲不振。舌质淡，体积较大且有齿痕，舌苔薄白，脉象弦。根据病情变化，按上方将炒白术改为 30 克，加入姜厚朴 15 克，砂仁 6 克，苍术 15 克。继续服用 14 剂，随访半年后，所有症状均已痊愈。

按语：《诸病源候论》有云："呕吐者，皆出脾胃虚弱。"患者大便溏薄，食后腹胀，神疲乏力，不思饮食，显然素体脾虚。由于脾主运化水液，脾虚导致运化功能失常，水湿停滞，形成痰，痰阻中焦，停滞于胃中，导致胃失和降，从而引发呕吐清涎。脾主升清，痰滞脾胃，阻碍清阳的上升，因此出现头晕目眩、心悸等症状。痰湿阻滞久了，郁阻心胸，产生胸闷的症状。结合舌脉的观察，可以判断患者为"痰饮内停"证，治疗原则为"温中化饮，和胃降逆"。方案选择小半夏汤合苓桂术甘汤，并进行相应的加减。小半夏汤用于化痰散饮、和胃降逆，苓桂术甘汤则用于温阳化饮、健脾利湿。同时，加入陈皮、白术、天麻，参考半夏白术天麻汤的治疗思路，以化痰健脾、止眩。在第二次诊疗中，症状有所减轻，但脾湿未完全消除，因此进行了加减，加入砂仁、苍术以开胃醒脾，姜厚朴用于行气化湿、除满。这样的组方旨在更全面地燥湿化痰、理气宽中。

第五节　腹痛

腹痛是一种以胃脘以下、耻骨毛际以上发生的疼痛为主要表现的病症，常由脏腑气机阻滞、经脉气血痹阻、脏腑经络失养等原因引起。作为一种常见病症，腹痛在四季均可发生。

腹痛的病名最早见于《黄帝内经》，并在其中得到详细的论述。早在《素问·举痛论》中就提到了与肠胃有关的腹痛，指出寒气侵袭肠胃，导致疼痛。在《灵枢·五邪》中，也指出阳气不足，阴气有余，则可引发腹痛。这表明早在《黄帝内经》时期，医学家们已认识到腹痛与脾胃、大小肠有关，并提示了病机主要为阴盛阳虚。

在张仲景的《金匮要略》中，对腹痛的病因病机进行了详细的阐述，并制定了相应的辨证论治体系。他提出了通过观察腹部按压是否痛来判断虚实，以及根据寒热情况施以温药的治疗方案。在《诸病源候论·腹痛病诸候》中，首次将腹痛作为单独的证候进行论述，并细分为急性和慢性两种类型。

李东垣进一步明确了腹痛和胃痛病因相似，主要由于劳力过度、饮食失调、中气不足、寒邪侵袭等引起。他提出了"痛则不通"的病理学说，并确立了"痛随利减，当通其经络，则疼痛去矣"的治疗原则，对后世产生了深远的影响。

《丹溪心法》认为腹痛可由寒、积热、死血、食积、湿痰等不同因素引起。《古今医鉴》专门提及腹痛，并明确了寒用温药、热用凉药、气用气药、血用血药的治疗原则，对后世产生广泛影响。

清代《医学集成》提出腹属三阴，分别从脐上、脐、脐下进行论治腹痛。王清任则强调瘀血是导致腹痛的主要原因，他创制的血府逐瘀汤等方剂至今仍广泛应用于临床。

一、病机特点

腹内有肝、胆、脾、肾、大小肠、膀胱等许多重要的脏腑，同时也是许多重要经脉的循行之处，例如手阳明、足阳明、足少阳、足三阴、冲、任、带等。因此，腹痛的病因病机较为复杂。根据"不通则痛、不荣则痛"的原则，腹痛的病机要点可以归纳为寒、热、气、血、虚五个方面。这些因素可能导致脏腑功能失调或经脉循行不畅，从而引发腹痛。

（一）寒热积滞，气血郁阻，不通则痛

腹痛是临床常见症状之一，可由多种病原体引起。其中，外感风寒、经脉受寒、气血不畅是导致寒邪所致腹痛的主要原因。《素问·举痛论》曾提及："经脉流行不止，环周不休，寒气入经而稽迟……客于脉外则血少，客于脉中则气不通，故卒然而痛。"另外，饮食不当也会引起腹痛。如外感热邪或过食肥甘厚腻、饮食积滞等，可导致湿热内生、腑气不通，从而引发腹痛。《症因脉治》中提出"燥火腹痛"的概念，描述了"满腹刺痛，攻注胁肋，口渴身热，烦躁不寐，小便黄赤，不吐不泻"等症状。情志失调也是导致腹痛的原因之一。肝气郁结、气机不畅可引发腹痛。《证治汇补》指出："暴触怒气，则两胁先痛而后入腹。"此外，跌仆闪挫或腹部术后也可能导致瘀血内停、气机阻滞、血脉不通，进而引发腹痛。《济阴纲目》中简洁明了地指出："瘀而腹痛，血通而痛止。"

（二）中阳不振，气血失养，不荣则痛

长期素体阳虚或过度摄入寒凉食物，损伤脾阳，导致脾阳虚衰或肾阳不足，可能引发内生寒邪，导致中虚脏寒，气血失养，从而产生腹痛。《诸病源候论》指出："心腹痛者，由腑脏虚弱，风寒客于其间故"，并详细解释了"脏气虚，邪气盛，停积成疢，发作有时，为久心腹痛"的病理过程。《金匮要略·血痹虚劳病脉证并治》提出："虚劳里急，悸，衄，腹中痛……咽干口燥，小建中汤主之"作为相应的治疗法则。

腹痛的病机要点主要包括寒、热、气、血、虚等五个方面，它们在临床中常相互影响、相互兼并，使得病机更加复杂。例如，寒邪不解，郁久化生热邪，热邪壅滞气机，可能导致腹痛；气滞长时间，经脉不通，形成瘀血内滞，同样可能导致腹痛。总体而言，腹痛的病机主要表现为气血痹阻，经脉不通则疼痛，气血不足则失养，不荣则痛。腹痛的发生与气血的通畅密切相关，保持气血的通畅对于治疗腹痛至关重要，因此在临床实践中应时刻关注气血状况，灵活运用中医治疗原则，对症施治。

二、辨证精要

（一）辨有形无形，兼审寒热

《医学集成》在论述痛证时指出，虚痛多表现为喜按，实痛则拒按。寒痛因寒气凝滞而表现为绞痛，热痛则因热盛而出现绞急感。对于实痛拒按的情况，痛势急剧且持续不减，尤其是进食后痛感加剧，这是由于有形之邪阻滞经络所致；虚痛则表现为喜揉，痛势绵绵、时缓时急，尤其在饥饿时痛感加剧，这是由于无形之邪所导致。对于寒痛的情况，表现为突然发作的剧烈绞痛，且痛无间断，若得热则痛止，这是以热治寒、治之正也；而对于腹部热痛的情况，表现为轻重有时、腹胀便秘等，热而痛甚时得凉则止，这是以寒治热、正治之法。此外，长期慢性的痛证多属于虚痛，表现为无形之痛；而突然发作的急性痛证则多属于实痛，表现为有形之痛。

（二）察气分血分，辨瘀为要

《血证论·腹痛》指出："血家腹痛，多是瘀血……血家气痛，不甚，但觉胸腹之中不得和畅，有郁滞结聚之形。"这说明腹痛的病因与气分和血分有关。气分无形，聚散无常，痛无定处；而血分有形，固定不移，痛有定处。因此，气滞引起的腹痛表现为时轻时重，疼痛位置不定，常为胀痛，伴有胁肋不适，通过嗳气、矢气可以缓解，这是病在气分的表现。而血瘀引起的腹痛则是痛无休止，疼痛位置固定，通常为刺痛，伴随面色晦暗、舌下瘀斑，夜间加剧，严重者可能出现肌肤甲错、口唇青紫等症状，这是病在血分的表现。此外，腹痛病位多在中、下焦，对于瘀血引起的腹痛，还需要进一步辨别病位。《血证论·瘀血》提到："瘀血在中焦，则腹痛胁痛，腰脐间刺痛；瘀血在下焦，则季胁少腹，胀满刺痛，大便色黑。"根据这一论述，胁腹、少腹疼痛多为肝经病变；大腹疼痛多为脾胃、大小肠病变；而小腹疼痛则多为肾、膀胱病变。

三、分型论治

（一）寒客中焦证

以腹痛为主症，遇寒加重，温痛减轻，伴有形寒肢冷，舌质淡，苔薄白，脉沉为辨证要点。治疗以温中散寒、健脾止痛为主要原则，采用理中丸为基础的方子，加入附子、肉桂等药物，旨在引火归原，运转中焦，行气止痛。方剂组成包括党参、白术、干姜、制附子、肉桂、陈皮、甘草、白芍等，其中陈皮有助于运转中焦，行气止痛，而芍药和甘草的搭配则体现"芍药甘草汤"的思想，具有酸甘化阴、缓和急痛的功效。

在具体的辨证治疗中，如果肝经有寒凝表现，可以增加乌药、香附、小茴香等药物，以暖肝散寒，行气止痛。对于夏日贪凉引起的寒湿腹痛，可以考虑加入藿香、佩兰、砂仁等，以行气化湿，温中散寒。而在脾阳虚衰、泄泻尤甚的情况下，可以综合使用四神丸温中涩肠止泻。

（二）湿热蕴结证

本症状的辨证要点为腹部胀满疼痛，按之加剧，胸闷不适，喜冷饮，大便秘结，舌质红，苔黄腻，脉滑数。治疗原则为清热利湿、导滞理气、活血止痛。可选用枳实导滞丸加减。具体方药组成如下：枳实 20g，大黄 6g（后下），黄芩 15g，黄连 6g，白术 10g，茯苓 10g，泽泻 15g，厚朴 20g，清半夏 10g，陈皮 20g，炒神曲 15g，白芍 20g，延胡索 20g。

若腹胀症状严重，可加用紫苏梗、枳壳以行气导滞。若大便通畅，可酌情减量或去除大黄。若热邪已去，余湿邪缠绵，可用二陈平胃散加减以祛湿化浊。若食积化热，腹胀腹痛，可用保和丸消积导滞。另外，若湿热较重，伴湿疮湿疹，可用牛蒡子以去中焦湿热，牛蒡子秉秋之凉气，清热透疹效果佳。

（三）肝郁气滞证

辨证要点为腹部疼痛胀满，痛引两胁，痛感无定处，且情绪波动（忧思、恼怒）可使疼痛加剧，脉弦。治疗上主要是疏肝解郁，行气止痛。对于症状较轻者，适用逍遥散加减。方剂组成包括当归 20g，炒白芍 20g，柴胡 20g，茯苓 15g，炒白术 20g，炙甘草 10g，薄荷 10g（后下），木香 10g，陈皮 20g，香附 20g。此方在逍遥散的基础上，加陈皮以增强行气之功效，香附以强化止痛之效果，木香以疏泄肝之郁结。

对于症状较重者，可使用柴胡疏肝散加减。方剂的组成包括柴胡 10g，炒白芍 15g，川芎 30g，枳壳 15g，陈皮 20g，香附 30g，炙甘草 15g，炒白术 30g，桂枝 10g，花椒 20g。此方在柴胡疏肝散的基础上，加桂枝以缓解走窜之痛，花椒温阳行气止痛，同时通过白术健脾来实脾之后再疏肝。

若气滞重，痛引少腹，可加川楝子、延胡索以行气止痛。若气郁不解，化热日久，可添加牡丹皮、栀子清肝泻火。若伴有腹痛、腹胀、肠鸣泄泻，可加用痛泻要方，调肝理脾，祛湿止泻。

（四）饮食积滞证

辨证要点为脘腹胀满疼痛，嗳腐吞酸，口臭、口干，舌红，脉滑，是典型的消化不良证候。治疗的主要目标是消食导滞，调和脾胃。方案选用大安丸加减。方药组成包括清半夏 12g，茯苓 10g，陈皮 10g，炒山楂 15g，炒神曲 10g，炒莱菔子 10g，白术 20g，连翘 10g。大安丸即保和丸加一味白术而成，以增其健脾燥湿的功效。

若饮食积滞较为严重，导致食积郁结产生湿热，可改用枳实导滞丸加减。如果湿热明显，可搭配黄连、黄芩、栀子等寒凉清热的药物。对于明显有嗳气症状的患者，可以辅助使用佛手、旋覆花等药物，以疏肝行气、和胃降逆。这样的调理有助于改善消化功能，缓解脘腹不适症状。

（五）瘀血内停证

辨证要点为腹痛拒按，痛势急剧，痛感如针刺般，固定不移，舌质暗，出现瘀斑，脉细涩，为明显的血瘀证。治疗原则是活血化瘀，和络止痛。方案选用少腹逐瘀汤加减。方药组成包括川芎 30g，干姜 10g，延胡索 20g，五灵脂 10g，赤芍 30g，小茴香 15g，蒲黄 15g，肉桂 6g，没药 10g，陈皮 10g。在基础方的基础上，加入陈皮以理气行血，促使气机畅通，有助于血液顺畅循环。

对于腹部术后疼痛的情况，可加入三七、泽兰以活血化瘀。如果下焦积聚血液，导致大便呈黑色，可使用抵当汤或桃核承气汤逐瘀下血。对于瘀血积聚成块的情况，可选用膈下逐瘀汤进行治疗，以化解瘀块、通畅气机。

（六）中虚脏寒证

辨证要点为腹痛绵绵，时作时止，喜温喜按，畏寒怕冷，神疲乏力，舌质淡，苔薄白，脉沉无力，为寒证与虚证并存的情况。治疗原则为温中补虚，缓急止痛。方用小建中汤加减。具体方药组成包括桂枝 10 克，白芍 20 克，炙甘草 15 克，炒白术 20 克，干姜 10 克，川芎 30 克。在基础方中去除饴糖、大枣，避免滋腻碍胃，将生姜改为干姜，以发挥温中散寒的功效。加入川芎有助于补血养气，祛风止痛。炒白术则起到补气健脾的作用，强调"实脾"的治疗思路。

若出现腹中寒痛，畏寒肢冷，呕吐症状，可使用大建中汤进行温阳补虚，降逆止痛。若寒凝气滞，可加花椒、小茴香以温中散寒，理气止痛。若气虚症状尤甚，出现自汗脉虚，可加黄芪以补气健脾，即黄芪建中汤。

四、常用药对

（一）川楝子、延胡索

这两味药物，源自《太平圣惠方》中的金铃子散，现代常用于治疗慢性胃炎、慢性肝炎、胆囊炎、胃肠溃疡等由肝郁化火引起的证候。其中，川楝子性苦寒，善于进入肝经，具有行气止痛的功效；延胡索辛苦而温，能够活血行气，同样有止痛作用。在临床应用中，可用延胡索 20g 和川楝子 12g，但要注意川楝子有小毒，不可过度使用。现代药理研究进一步证实，川楝子和延胡索具有显著的消炎和镇痛作用。

（二）乌药、小茴香

根据《本草经解》所述，乌药主治中恶心腹痛、蛊毒、疰忤鬼气、宿食不消等症状，其性质辛温，能温肾散寒、行气止痛。此外，小茴香也具有温阳散寒、行气止痛、醒脾开胃等功效，且药食同源。当乌药与小茴香配伍时，二者可协同作用于寒凝气滞、胸腹诸痛等疾病。现代研究表明，乌药能增强胃肠活动、镇痛，而小茴香则能减少胃肠胀气、镇痛。因此，将乌药和小茴香配伍使用，可有效缓解胸腹诸痛等症状。

（三）枳壳、紫苏梗

枳实和枳壳源自同种植物，生者称为枳实，其皮厚实，而熟者则称为枳壳，其壳薄且轻。枳壳以其辛散苦降之性，可调理气机，宽中理气，并有助于化痰消痞。同样，紫苏子与紫苏梗也出自同种植物，但功效各有侧重。紫苏子主要调理中焦，通利二便，而紫苏梗则主要下气，宽中止痛。这四种药材均为临床常用药。对于腹部胀痛满闷、痞塞不舒的患者，可搭配使用枳壳和紫苏梗，效果显著。研究显示，枳壳对中枢神经系统具有镇静作用，可以降低机体的疼痛感。而紫苏梗则能为平滑肌正常运动提供必要的物质基础，充分阐释其"运脾开胃"的作用机理。

（四）白芍、甘草

白芍和甘草二者合用，构成"芍药甘草汤"。尽管最初在《伤寒论》中是治疗汗后症状的方剂，但同时也适用于缓解胃脘、腰腹疼痛等不适。白芍性苦酸微寒，对平抑肝阳、缓解肝痛有一定效果。而甘草味甘性平，具有健脾益气、缓和急痛的功效，被誉为"和事之国老"。研究发现，芍药甘草汤能够缓解平滑肌和横纹肌的痉挛，具有抗炎、镇痛和止痉的作用。

（五）郁金、玫瑰花

根据《医学心悟》所述，疼痛多与肝有关，当肝气郁结时，肝木克乘脾土，可导致腹痛。因此，临床表现为腹胀、腹痛等症状。郁金作为一种血分之气药，具有疏肝解郁、行气活血的功效；玫瑰花归肝、脾两经，可行气解郁、和血止痛。这两种药物合用，可治疗胸腹、乳房疼痛、月经不调等。现代研究表明，郁金具有保肝利胆、解痉镇痛的功效，玫瑰花则具有保肝、抗抑郁的疗效。

五、医案选录

（一）寒客中焦案

患者为男性，33 岁，初诊主诉腹痛持续 1 天。1 天前，由于长时间骑车受凉，当天下午开始出现腹痛，并伴有稀水样的大便。患者在检查时表现出腹痛剧烈，遇温暖则疼痛减轻，口部感觉淡泊不渴，手脚冰冷，大便溏泄。经观察，患者舌质淡红，舌苔呈现薄白，脉象沉紧。根据患者的症状和体征，诊断为腹痛（寒邪侵犯中焦证）。治疗原则为温里散寒，理气止痛。处方选用良附丸合正气天香散加减。具体组方包括高良姜 15g，香附 15g，乌药 10g，陈皮 15g，紫苏叶，干姜 10g，桂枝 10g，炒白芍 15g，黄芩 20g。

服用上述处方 3 剂后患者二诊，腹痛已经消失，大便已成形。舌质转为红色，舌苔薄白，脉象为弦。在前方基础上，去掉了干姜的用量，继续服用 3 剂后，所有症状都已消失。

按语：根据患者的症状描述，腹痛拘急，疼痛暴作，遇冷痛甚，得热则减，这属于典型的寒痛症状。患者的腹部经脉受到寒邪凝滞，气机阻滞，导致不通则痛。经过辨证分析，可以诊断为寒邪内阻之腹痛。为了缓解患者的疼痛，需要采取温里散寒、行气止痛的治则。因此，可选用良附丸合正气天香散进行化裁。其中，前方高良姜、香附两药相伍，能够散寒凝、行气滞；后方温中散寒、理气止痛；加入桂枝、炒白芍，取小建中汤的温中补虚、缓急止痛之意；同时加入黄芩以避免过于温燥。诸药合用，能够共同发挥行气疏肝、散寒止痛的功效。

（二）湿热蕴结案

患者为男性，49 岁，初诊主诉为腹部胀痛，3 天前饮酒后出现腹部胀满不舒，继而出现疼痛不解。现病史包括腹部胀满疼痛，得矢气稍舒，渴喜冷饮，不欲饮食，烦热不易入睡，大便 3 天未行，小便短赤，舌质暗，体大有齿痕，苔黄腻，脉弦滑。诊断为腹痛（湿热蕴结证）。治疗原则为清热利湿导滞，理气活血止痛。方用枳实导滞丸合二陈汤加减。处方包括枳实 20g，大黄 10g（后下），黄芩 15g，黄连 6g，白术 10g，茯苓 10g，泽泻 15g，厚朴 20g，清半夏 10g，陈皮 20g，槟榔 10g，炒神曲 15g，鸡内金 15g，白芍 20g，延胡索 20g。

患者服上方 5 剂后二诊，腹痛缓解，胀感已不明显，大便日 2 次，便质稀溏，胸部闷塞不舒，少食即饱。舌质暗，体大有齿痕，苔白稍腻，脉弦滑。方选二陈汤合平胃散加减，药物组成包括清半夏 15g，陈皮 20g，茯苓 15g，厚朴 15g，炒苍术 20g，炒白术 20g，薏米 30g，干姜 10g，神曲 15g，鸡内金 15g，枳壳 20g，紫苏梗 15g，当归 15g，川芎 20g，黄芪 15g，甘草 10g，大黄 10g（另包）。持续服用 7 剂，若大便稀则不用大黄。二诊后未再就诊，随访诸症已解，同时嘱其少进酒肉厚腻之品以防疾病反复。

按语：患者为中年男性，因"腹部胀痛"为主诉前来就诊，诊断为腹痛。病起于饮酒后，腹部胀痛，伴有大便不通，仅得少量排气后稍感缓解，腹部按之疼痛加剧，喜食冷饮，食欲不振，舌质暗红，体大有齿痕，舌苔黄腻，脉象弦滑。根据患者的症状和体征，诊为湿热积滞证。《素问·举痛论》曾提到："热气留于小肠，肠中痛，瘅热焦渴，则坚干不得出，故痛而闭不通矣。"《金匮要略·腹满寒疝宿食病脉证治》亦云："病者腹满，按之不痛为虚，痛者为实，可下之；舌黄未下者，下之黄自去。"因此，治疗方法应采用通下法，以顺势而为。方中大黄泄热通便；枳实、厚朴下气而除胀满；黄芩、黄连清热燥湿；白术、茯苓、泽泻、槟榔利湿泄浊；清半夏、陈皮行气除满以破湿热之结；炒神曲、鸡内金消积通滞；白芍、延胡索和营通络以止痛。

二诊时，患者腹胀痛明显减轻，但大便变得溏薄，胸闷塞感，食欲不振，舌苔黄腻已去，稍有腻感，脉象弦滑。此时可知热邪已去，但湿邪犹存，故治疗方法以祛湿化痰为主。方选二陈汤合平胃散加减。方中干姜辛温，取其能通能动之功；与当归、川芎相伍，增强通络散瘀之力；与黄芪、甘草相伍，甘药缓急而不妨碍邪气；与紫苏梗、枳壳相伍，增强行气导滞的效果。二诊后，患者所有症状均已平息，建议他需注意日常饮食调理，以免旧病复发。

（三）肝郁气滞案

患者为男性，41 岁，初诊主诉为腹痛，且患者表示腹痛难忍，虽已服用药物但症状并未得到缓解，故来就诊。通过仔细询问现病史和进行相关检查，初步诊断患者为腹痛（肝郁气滞证）。治疗原则为疏肝和胃、调理气机，方为丹栀逍遥散加减。该处方药物组成包括牡丹皮 15g，栀子 15g，当归 20g，炒白芍 20g，柴胡 20g，茯苓 15g，炒白术 20g，炙甘草 10g，薄荷 10g（后下），地骨皮 20g，木香 10g，陈皮 20g，生地黄 20g，山药 20g，香附 20g，黄芩 15g。

患者服药 7 天后二诊，腹痛症状有所改善，大便干燥的情况也得到了缓解。但偶尔会有反酸，并且尿酸、总胆固醇和血脂等指标偏高。故去除了地骨皮、生地黄和山药，增加法半夏 15g，生牡蛎 20g。

患者服用二诊方 7 天后三诊，腹痛症状继续减轻。但患者自述腹部怕冷，小便次数增多。故采用补中益气汤加减：黄芪 20g，炒白术 20g，陈皮 20g，升麻 6g，柴胡 20g，党参 15g，炙甘草 15g，当归 15g，炒白芍 20g，黄芩 10g，木香 10g，延胡索 10g。服药半月余，症状基本消失，随访 1 年未复发。

按语：患者表现为腹部胀痛延及两胁，结合舌脉等情况，初步诊断为肝胃不和证。肝失条达、肝气郁滞常由情志失调、抑郁恼怒等引起。这导致肝气郁滞，进而影响胃的正常运行，导致肝胃不和。脏腑经络气血郁滞则引起腹痛，正如《证治汇补·腹痛》所言："暴触怒气，则两胁先痛而后入腹"。因此，方案选用丹栀逍遥散进行治疗。方中柴胡具有疏肝解郁、调达肝气的作用；当归、白芍、白术、茯苓等药物分别养血和血、健脾祛湿，有助于缓解肝胃不和的症状；炙甘草益气补中，薄荷则有疏散郁遏之气的作用。同时，陈皮、木香、香附等辅助疏肝和胃，理气止痛。考虑到患者的耳鸣、大便干的情况，可能涉及下焦肾阴不足，因此加入地骨皮、生地黄、山药等滋补肾阴的成分。经过二诊，腹痛好转，大便情况改善，泛酸偶有，故去地骨皮、生地黄、山药，加半夏、生牡蛎降逆和胃，制酸止痛。在三诊中，患者出现小便偏多、腹部畏寒等症状，可能与中气不足有关，因此采用补中益气汤加减善后，以补中气、健脾胃，搭配炒白芍柔肝、黄芩清肝热，辅以木香、延胡索理气止痛。

第六节　便秘

便秘是指由于大肠传导功能失常，导致大便秘结，排便困难，排便时间或排便周期延长的一种病证。

在《黄帝内经》中，已经认识到便秘与脾、胃、肾的关系。例如，《素问·刺疟》指出："肾疟者，令人洒洒然，腰脊痛宛转，大便难。"这意味着肾的功能失司可能导致便秘。《灵枢·杂病》和《灵枢·胀论》中也提到了便秘与脾胃功能失调的关系，并提出了相应的治疗方法。

东汉时期的张仲景对便秘有了更全面的认识。他提出了针对不同类型便秘的治疗方法，如针对热结便秘使用苦寒泻下的三承气汤，针对脾约便秘使用养阴润下的麻子仁丸，针对气滞便秘使用行气通下的厚朴三物汤。此外，《伤寒论》中还有外导和灌肠疗法的记载，这些方法至今仍在使用。

在金元时期，李东垣认为饮食劳逸与便秘有关。他认为过度饥饿或过度饱食，以及过度劳累，都可能导致便秘。《兰室秘藏·大便结燥门》指出，饮食中摄入过多的辛热厚味食物也可能导致便秘。

朱丹溪提出了便秘的多种原因，包括阴虚、风燥、湿邪、火邪、津液不足、寒邪以及气结等，并指出应根据不同的原因进行分类和治疗。他还强调了阴阳在治疗便秘中的重要性，提出了阳方主润燥，阴方主开结的治疗原则。

清代程钟龄在《医学心悟》中详细描述了治疗便秘的不同方药，并按照热秘、冷秘、虚秘、实秘四种不同类型进行了分类。这种虚实分类方法成为后世便秘辨证的纲领，对临床有指导意义。

一、病机特点

（一）肠胃积热，津伤便结

热邪入侵，停留于肠道，或饮食不当，过食肥甘厚腻，肠胃积热，热邪灼伤津液，导致肠道干涩，如同无水的船无法航行，引发大便秘结不下。据《万病回春·大便闭》所述，由辛热之物所引起的大便不通属于实热症。《医效秘传》更进一步概括为"因热蓄于胃，胃土燥裂，津液耗尽，以致大便不通"。此外，热病后期，津液亏虚，燥结肠腑，也会导致大便不通，正如《温病条辨》所言"津液不足，无水舟停"。

（二）肺虚肝郁，腑气不通

便秘的发生与大肠病位有关，大肠与肺相表里，肺气的肃降对于维持大肠传导功能的正常发挥起到关键作用。当肺金无法充分肃降时，大肠的传导功能就会受到影响，导致糟粕难以正常排泄。正如周慎斋所言："浊气在上，则填实肺气，肺不能行降下之令，故大便闭"。此外，胃肠通降也需要得益于肝木的条达，如果肝气郁结，气机受阻，就会导致腑道失去通畅，使糟粕内停不得顺畅排出。

（三）阴血亏虚，肠道失荣

根据《医宗金鉴·大便秘结》所述，"产后去血亡津液，胃燥肠枯大胃难。"意思是说产后失血过多会使津血同源，导致津随血脱，进而使胃部和肠道失去濡润，引起大便秘涩难排。《万病回春·大便闭》中也提到："老人大便不通者，是血气枯燥而闭也。"说明血虚可以导致便秘，不仅老人和产妇能出现血虚之证，其他人群也可能出现这种情况。因此，凡是血虚导致的便秘都可以依此进行治疗。

（四）气虚阳衰，传导无力

《医学心悟》指出，肾主二便，当肾经津液干枯时，会导致大便闭结。

这是因为肾开窍于二阴，所以对大小便都有调节作用。肾分阴阳，水火相济。若肾水不能下润于肠，则大肠失润，粪便滞留；若肾火不能温煦肠腑，则阴寒内盛，大肠传导失常。因此，大肠的开阖既需要肾水的滋润，也需要肾火的温煦。此类病症多见于老年人。此外，脾与胃相表里，若脾气亏虚，则升举无力，导致排便困难。《谢映庐医案·便闭门》指出，治疗大便不通的方法有补中益气和开冰解冻之法。具体应用哪种方法需视具体病情而定。

二、辨证精要

（一）审气血热滞，察病之因

便秘问题虽然可以出现虚实并见的复杂情况，但是最根本的目标应该是恢复大肠的传导功能，并确保大便通畅。便秘的原因通常可以归结为气、血、热、滞等几个方面。气的问题表现为便意虽存，但排便困难，便后乏力，可能伴有汗出和短气。血方面的便秘主要表现为大便干结、面色无华、头晕目眩、心悸和健忘。热引起的便秘常伴有大便干结、口干口臭、身热、心烦和失眠多梦。滞的情况则表现为便意虽有但排便不爽，伴有肠鸣、矢气，嗳气频作，胁肋胀痛。因此，在临床实践中，应根据具体的病因和病机进行辨证论治，避免不合理的过度攻下。

（二）辨阴阳虚实，析病之性

张仲景最早提出了阳结和阴结的概念，明确指出："阳结，脉浮而数，不大便；阴结，脉沉而迟，大便反硬。"《兰室秘藏·大便燥结门》将便秘分为风燥、热燥、阳结、阴结。阳结是指由于胃肠实热和燥火导致的便秘，而阴结则是由于胃肠阴寒凝结或精血亏虚、大肠干燥所致的便秘。肾主二阴，负责开阖，因此大便不通的问题与肾有关。如果肾阴不足，水润不足，津液枯竭，肠道干燥，需要通过滋润来改善；如果肾阳虚弱，火力不足，阴寒凝结，需要通过温补来调理。《景岳全书·秘结》提到："实秘者，能饮食，小便赤……胃虚而秘者，不能饮食，小便清。"阳结者，邪气较多，适宜采用攻下疗法；而阴结者，则是正气不足，适宜补益和滋润。总之，阴阳是便秘问题的总体纲领，虚实秘结只是在阴阳的框架下的不同表现，虚属于阴，实属于阳。

（三）论肝脾肺肾，明病之位

便秘常涉及肝、脾、肺、肾的治疗。肝失条达，导致气滞郁结，情绪波动可能加重便秘症状。中土之脾肺气虚，大肠传导力量不足，可能导致便后乏力，汗出短气。中土之敦阜，胃火旺盛，肠腑燥热伤津，使大便变得干结，口干舌燥，或者湿热困扰脾，大肠传导功能受损，出现脘腹胀满，大便黏滞难排。伴随四肢不温、腰酸腿痛，舌淡苔白，脉沉迟的情况，很可能是肾阳虚的表现；而伴随腰酸膝软、五心烦热，舌红苔少，脉细数的情况，则多为肾阴虚。

三、分型论治

（一）肠胃积热证

大便干结，腹胀或痛，身热心烦，舌红，苔黄，脉滑数是辨证关键。治疗方向是泄热通腑，润肠导滞。方案采用麻子仁丸加减。具体方药包括火麻仁、杏仁、白芍、大黄（后下）、枳实、厚朴、生地黄，同时加入蜂蜜。这个方子在麻子仁丸的基础上，通过添加生地黄来增加液体，以润肠导滞。蜂蜜通常是自备的成分。如果便秘持续时间较长，导致阴津受损，可以考虑加入生地黄、玄参和麦冬，以滋阴生津，润燥通腑。如果肺热气逆，下移至大肠，导致大便秘结，可以考虑加入瓜蒌、薤白、杏仁和紫苏子，以宣利上焦，清肺通便。

（二）阴血不足证

大便干结，面色无华，头晕目眩，舌质淡，苔白，脉细是辨证要点。治疗以滋阴养血，润燥通便为主。可采用润肠丸加减。具体方药包括当归20g，生地黄 20g，何首乌 15g，火麻仁 15g，桃仁 10g，大黄 10g，羌活 15g，厚朴 20g，枳实 20g，甘草 10g，黄柏 20g。在润肠丸的基础上，通过添加厚朴和枳实来导滞通便，何首乌有养血润肠通便的作用，尤其适用于老年便秘的治疗。如果伴有心悸气短，可添加人参和黄芪以益气通便。如果阴津不足，可使用增液承气汤，加入杏仁和白芍以增液润肠，该方也适用于术后便秘的治疗。如果阴血不足，虚火内炽，可以添加地黄、黄芩、黄连、黄柏以清虚热。

（三）气虚肠燥证

诊断要点包括虽有便意，但排便困难，便后疲惫无力，食欲不振，肢体乏力，少言寡语，舌质淡，脉象沉缓。治疗原则为补脾益肺，润肠通便。采用补中益气汤为基础方，进行加减。具体方药组成包括黄芪 20 克，党参 10 克，白术 30 克，炙甘草 10 克，柴胡 15 克，升麻 6 克，当归 15 克，陈皮 20 克，清半夏 15 克，干姜 10 克，白芍 20 克，薏米 30 克，山药 20 克。在补中益气汤的基础上，通过添加薏米和山药来补脾益肺，辅以白芍敛阴生肠津，清半夏和干姜常用于脾胃病，可改善消化不良症状。此方在补中益气汤的基础上，加薏米、山药以补脾益肺，佐白芍以敛阴生肠津。同时，清半夏、干姜为脾胃病常用药对，可改善消化不良症状。

对乏力汗出者，可选用黄芪汤加白术、党参进行治疗。若气虚日久不得恢复，化血不足进而导致血虚者，可加用当归、桃仁、羌活。由于血的运行有赖于气的推动，若气虚无力运血，可导致血瘀，此时可加用川芎、红花、赤芍等活血化瘀药物。

（四）气机郁滞证

辨证要点为排便困难、口苦、胁肋胀痛、嗳气、腹胀、脉弦。治疗方法为疏肝解郁、顺气通便。常用方剂为六磨汤加减，其中包括枳实 15 克、木香 15 克、槟榔 15 克、沉香 3 克、乌药 15 克、大黄 6 克（后下）、柴胡 10 克、炒白芍 15 克。在原方基础上加用柴胡、白芍以调达肝木之郁结。本证在女性中较为常见，便秘可随情绪波动加重。如伴有经前乳房胀痛，可加延胡索、厚朴行气止痛。若腹胀喘满明显，以肺气郁滞为主者，可加莱菔子、紫苏子消胀除满，或改用瓜蒌薤白半夏汤加减。如果气郁时间较长，导致火热灼津，可以加入栀子和黄连清热通便。如果大便带血，可以考虑添加赤芍、防风和黄芪。《医林改错》所载黄芪赤风汤"能使周身之气通而不滞，血活而不凝"。

（五）湿热积滞证

辨证要点包括大便黏滞，排便不畅，便后不尽感或无便意，舌苔黄腻，脉滑数。治疗方向是清热利湿，润肠通便，采用小承气汤加减。方药组成包括大黄 6g（后下），枳实 20g，厚朴 20g，当归 15g，桃仁 10g，黄柏 30g，淡竹叶 15g，陈皮 20g，大枣 3 枚。此方在小承气汤原方的基础上，加当归、桃仁润肠通便，加黄柏、淡竹叶清热利湿保阴，陈皮行气导滞。如果有食积化热的情况，可加入神曲和鸡内金，以达到清热燥湿、导滞通便的目的。如果肛门灼热，小便发黄，可加黄连、黄芩、木通以通利二便。若四肢困重，脘腹胀满，可加入杏仁、白豆蔻、薏米以祛湿除满。

（六）脾肾亏虚证

排便困难、腰膝酸软、四肢不温、小便清长、大便稀溏、脉象沉迟是本证的主要特征。若以肾阳亏虚为主，治疗方法为温补肾阳、填精润肠。所用的方剂是在济川煎的基础上，加用瓜蒌以滑利肠道，大黄以荡涤胃腑，鸡内金则以形补形，消积通便。若以脾肾两虚为主，则治疗方法为温补脾肾、润肠通便。所用的方剂是济川煎与补中益气汤的合方加减，其中包含党参 10g，白术 20g，黄芪 20g，升麻 10g，柴胡 10g，陈皮 20g，当归 15g，甘草 10g，肉苁蓉 15g，泽泻 20g，枳壳 20g，牛膝 15g，生地黄 20g，苍术 20g，大黄 3g，白芍 15g，厚朴 20g。若大便干结、头晕耳鸣、腰膝酸痛、舌红苔少、脉象细数，通常会使用知柏地黄丸加减，以滋阴润肠通便。若伴有潮热盗汗，会加用知母和地骨皮来滋阴清热；若伴有心烦失眠，则会加用远志和柏子仁。对于老年便秘患者，通常会加用黑芝麻和何首乌来滋阴填精、养血通便。

四、常用药对

（一）枳实、厚朴

枳实和厚朴是治疗便秘的常用对药，其作用机制与张仲景承气汤相似。枳实具有苦温性质，能够破气消积并化痰除痞。厚朴同样苦温，可以化滞除满并宽肠下气。这两味药合用，既可以消除无形的气滞，又可以化解有形的痰阻，对于治疗积滞内停、腑气不通等症状具有显著效果。若因气滞、痰阻或食积等化热导致腑实不通，也可以使用这对药物进行治疗。根据现代药理学研究，枳实和厚朴可以促进消化液的分泌，并调节胃肠运动。

（二）黄连、栀子

根据《本草备要》记载，黄连具有"入心泻火、镇肝凉血、益肝胆、浓肠胃"等功效。黄连药性苦寒，可清泻心肝之火，消除肠胃之热。栀子也具有苦寒清降的药性，既能清心泻火除烦，又能清宣三焦郁热。若遇到肝胆郁滞、气郁化火、便秘腹痛等症状，可在组方基础上加入黄连和栀子。这两种药物合用可有效清肝泻火，显著改善便秘腹痛症状。现代药理学研究显示，黄连和栀子对胃肠道具有兴奋作用，可以促进胃肠运动。

（三）莱菔子、紫苏子

莱菔子和紫苏子联合使用，旨在沿袭三子养心汤的养生思路。此方在原方的基础上凸显降气的功效，而不再仅仅局限于祛痰。莱菔子在消食除胀、宽肠下气方面具有显著效果，而紫苏子则侧重于降气化痰、润肠通便。值得注意的是，这些果仁类药材含有丰富的油脂，因此具有滑利肠道的作用。从中医的角度来看，莱菔子与紫苏子分别归肺、胃经以及肺、胃、大肠经，肺与大肠互为表里，因此这两种药物对于因肺金不肃所引起的便秘症状尤为适宜。现代药理学研究进一步证实，莱菔子能促进胃肠平滑肌的收缩，而紫苏子还具有抗结肠癌的作用。

（四）山楂、鸡内金

山楂和鸡内金均为消食药。山楂具有消食导滞、化浊通便的功效，而鸡内金则因其特殊的形态，具有以形补形、消食健脾、通淋滑肠的作用。小儿便秘多数由食积引起，治疗的关键在于健脾和胃、消食化积、导滞通便。临床实践中，常常将山楂和鸡内金配合使用，以实现消积通便的目标。现代药理学研究显示，山楂对胃肠运动具有双向调节作用，水提取物可引起胃肠平滑肌收缩，而醇提取物则表现出拮抗作用。鸡内金对胃肠的推进作用不容忽视。

（五）清半夏、干姜

清半夏与干姜配伍，旨在借鉴半夏泻心汤的用药思路。对于排便时前干后稀、排便困难的情况，或是服用其他方剂未能取得预期疗效的顽固性便秘，其病因通常与水热互结、湿阻气机以及气机升降失调等因素有关。半夏具有辛散之性，具备降逆的功效，可消痞散结；而干姜则具有辛温燥烈之性，具有升浮之效，可温中散寒。将半夏与干姜合用，旨在调和寒热、燮理气机，从而发挥消痞散结、降浊通便的治疗效果。现代药理学研究显示，清半夏与干姜同用具有利尿作用，同时还能有效改善应激性溃疡。

五、医案选录

（一）肠胃积热案

患者为女性，87 岁，首次就诊主诉为排便困难已持续三个月。是患者久卧后出现便秘症状，大便质地干结，甚至半个月无排便，需依赖乳果糖等通泻药物。近一周未排便，伴有头晕、乏力、食欲不振等症状。刻诊发现服用通泻药物后一周无排便，小便稍多，大便为干硬粪块，伴有腹胀。患者还感到恶心，口干，舌质红，苔白无津，脉浮细稍数。

经过诊断，患者被确诊为便秘，属于肠胃积热证。因此，采用麻子仁丸和润肠丸进行加减治疗。处方中包括炒火麻仁 15 克、苦杏仁 10 克、白芍 20

克、大黄 6 克、炒枳实 15 克、姜厚朴 15 克、当归 15 克、生地黄 10 克、牛膝 15 克、肉苁蓉 15 克、羌活 10 克、槟榔 10 克、党参 15 克、白术 20 克、炒薏米 20 克和甘草 20 克。患者服用上方 7 剂后二诊，大便已经排出，但粪质仍然干硬，头晕稍有减轻，恶心已不明显，但时有心烦。舌质呈现红色且稍暗，脉象依然浮细。故按照原方将当归增至 20 克，并加入芒硝 10 克（融入）和淡竹叶 10 克。二诊后患者未再就诊，但随访得知其大便已基本正常，每 2～3 天排便一次，粪质已不再干结。建议患者间断口服成药麻子仁丸以调理善后。

按语：老年便秘常因大肠传导失司，导致大便在肠中停留过久，郁滞生热，耗伤津液，引发粪质干结、排便困难等症状。病情首先需要辨别虚实和寒热。此例中，患者表现为大便干结、口干、舌红，且伴有头晕、乏力、食欲不振等正虚症状，实为本虚标实之证。在紧急情况下，治疗应着眼于解决标志症状，主要是清胃肠燥热、通泻大便。结合脉象浮细稍数，可诊断为肠胃积热证，即脾约证。《论脾约证》指出："跌阳脉浮而涩，浮则胃气强，涩则小便数，浮涩相搏，大便则硬，其脾为约，麻子仁丸主之。"

脾约证表现为脾不能为胃行津液，水液偏渗膀胱，导致肠中水分不足，症状为大便干燥、小便增多。治疗方案中，炒火麻仁、白芍、苦杏仁用于益阴润肠，大黄通下导滞，炒枳实、姜厚朴用于下气除胀，当归、生地黄清热养阴和血，牛膝、槟榔下行通便，党参、白术、薏米补脾解约，肉苁蓉温补肾润肠。这些药物的搭配通过调理水分，使舟行水足，从而改善大便排泄。在第二次就诊后，虽然大便已经排出，但粪质仍然干硬，头晕稍有减轻，恶心已不明显，但时有心烦。舌质呈现红色且稍暗，脉象依然浮细。故调整方剂，增加当归至 20 克，并加入芒硝 10 克和淡竹叶 10 克，以进一步润泻通便。患者未再就诊，随访显示大便基本正常，每 2～3 天排便一次，粪质不再干结。故建议患者间断口服成药麻子仁丸进行调理。

（二）阴血不足案

患者为女性，55 岁，初诊主诉便秘已达 30 余年。患者 30 年前产后出现大便困难，但未予重视，随后症状逐渐加重，开始自行使用开塞露辅助排便，停止使用后症状即复发。就诊时，患者大便干结，难以排出，严重时呈羊屎状，每3至4天排便一次。同时伴有腹胀、面色淡、形体偏瘦、头晕、健忘、心悸、气短、睡眠质量差、时感胸闷、口干喜饮。舌质淡红，舌苔少，脉象沉细。经诊断确定为便秘，并归属于阴血不足证。治疗原则为滋阴养血，润肠通便。治疗方案润肠丸合增液汤加减。具体药物组成包括麻子仁15g，桃仁15g，羌活10g，当归10g，大黄10g，玄参15g，麦冬15g，生地黄15g，枳壳10g，枸杞子10g，白术10g，党参10g，黄芪10g，白芍15g，瓜蒌仁10g，葛根15g。

服用上述处方10剂后患者二诊，便秘情况明显改善，可每1至2天排便一次，便质已不再干燥，腹胀感减轻，心悸、气短、胸闷等症状有所改善。但仍存在健忘、倦怠乏力的现象。舌质淡，舌苔薄白，脉象弦细。故更改治疗方案，采用补中益气汤进行加减。方药组成如下：黄芪20g，炒白术20g，陈皮20g，升麻6g，柴胡20g，党参15g，炙甘草15g，当归15g，炒白芍20g，大黄6g，桃仁10g。患者间断服药3月余后，大便基本恢复正常，随访半年未复发。

按语：此案为产后失血引起便秘，阴血不足导致肠燥，血虚失荣失养则出现面唇色淡、头晕、失眠健忘等症状。即患者产后失血，导致阴血不足，肠腑失润失濡，使得糟粕难以顺畅排出，甚至干结如羊屎状；血虚失养，表现为面唇色淡、头晕等；心血不足，导致神经得不到充分滋养，出现失眠健忘、时发胸闷等症状；阴虚生热，表现为口渴喜饮。舌脉等症状均为阴血不足的表现。《医宗必读·大便不通》指出："妇人产后亡血，及发汗利小便，病后血气未复，皆能秘结。"因此，治疗方案采用了润肠丸合增液汤加减。方中当归、生地黄用于滋阴凉血，养血和营养；玄参、麦冬甘咸寒，以滋补阴津，搭配生地黄形成增液汤；大黄泻下通腑，枸杞子养血润肠，火麻仁、桃仁、瓜蒌仁含丰富油脂，有润肠通便之效；羌活能升散通行，而枳壳在理气之时偏于下行，可通行腑气；考虑患者阴血亏虚，日久伤气，且气能生血，故加入益气健脾的白术、党参、黄芪，使气足而血自生；同时佐以葛根，具有生津润燥，提升脾胃清气的作用。

在二次就诊时，便秘症状明显改善，但仍存在乏力倦怠的情况，说明阴血已经得到恢复，但以气虚为主。故调整为补中益气汤加减，加入活血润燥的桃仁和推陈出新的大黄，以治本同时不忽视标志症状，扶正祛邪。

（三）湿热积滞案

患者为 71 岁男性，初诊主诉为便秘已半年余。患者自述半年前无明显诱因出现大便困难，应用开塞露可缓解，停止使用则反复发作。就诊时，患者大便 3 至 4 日一次，排便不畅，便后有未尽感，大便质地黏滞，患者无便意，伴有脘腹胀满不适，口干口臭。舌质红，苔黄腻，脉弦滑数。经过诊断，确定患者便秘的原因为湿热积滞证。治疗原则为清热除湿，通便导滞。方用枳实导滞丸合调胃承气汤加减。具体药物组成如下：枳实 20 克，神曲 10 克，黄连 10 克，黄芩 20 克，大黄 6 克，白术 15 克，泽泻 15 克，茯苓 15 克，清半夏 20 克，厚朴 20 克，生地黄 30 克，芒硝 10 克，栀子 10 克，当归 15 克，桃仁 10 克，黄柏 30 克，甘草 10 克。

患者服用上方 7 剂后二诊，大便已通畅，现 1 至 2 天一次，其他症状也有所改善。舌质红，苔黄腻，脉弦稍数。故去泽泻，加柴胡 10 克，白芍 15 克。将芒硝改为 20 克，栀子改为 15 克。

患者服用上方 14 剂后三诊，大便每日一次。舌质红，苔薄黄稍腻，脉弦滑。故在二诊方基础上去大黄，加陈皮 20 克。将白术改为 20 克，继续服用 7 剂以巩固前期疗效。三个月后随访，病情未见复发。

按语：本案中患者湿热蕴结于中焦，既有火热又有痰湿。《湿热病篇》指出："太阴内伤，客邪再至，内外相引，故病湿热。"在此情况下，湿热邪气会下移至下焦，热邪会损伤肠道津液，消耗阴津。然而湿邪与津液不同，它不能濡润肠道，反而与火热之邪胶着在一起，使大便变得黏滞不畅，排便艰涩困难。叶天士在《温热论》中提到："外邪入里，里湿为合，在阳旺之躯，胃湿恒多；在阴盛之体，脾湿亦不少，然其化热则一。"这也说明了脾胃容易受邪，产生湿浊并蕴结成热，导致湿热阻滞中焦，脾胃清浊分辨不清，升降功能失常，使肠道气机受阻，从而引起大便不通。因此，治疗的关键在于恢复脾胃功能，消除中焦湿热邪气，以祛湿为主，是治病求本的方法，脾胃功能得以修复，下焦自然畅通。

方案采用了枳实导滞丸和调胃承气汤加减的组合治疗。枳实导滞丸具有消食导滞、清热除湿的作用，调胃承气汤则有泻下存阴的效果，便于治疗症状。大黄主攻积滞热结，使热从大肠排除；枳实行气导滞，消除积滞和腹满；神曲有助于消化和胃，协助大黄攻击积滞；黄芩和黄连具有清热祛湿的苦寒属性；泽泻和茯苓利尿排湿，止泻；白术有益脾健脾的功效，去湿止泻；生地黄、栀子、黄柏清热利湿养阴；当归、桃仁润肠通便。这些药物共同发挥通因通用的作用，采用消法和下法并用的方式，以达到通畅肠道、祛除湿热的目的。

第七节　泄泻

泄泻主要表现为排便次数增多、粪便稀溏，有时甚至呈水样，常伴有腹痛、腹胀和肠鸣等症状。该病可独立发病，也可能是其他疾病的伴随症状。在西医学中，器质性疾病如急性肠炎、炎症性肠病、吸收不良综合征等，以及功能性疾病如肠易激综合征、功能性腹泻等，都可归类为"泄泻"范畴。

《黄帝内经》将泄泻称为"鹜溏""飧泄"等，并首次详细论述了其病因和病机。文中指出："因于露风，乃生寒热，是以春伤于风，邪气留连，乃为洞泄""清气在下，则生飧泄""湿胜则濡泻"。《难经》提出了胃泄、脾泄、大肠泄、小肠泄、大瘕泄五种泄泻。张仲景在《金匮要略·呕吐哕下利病脉证治》中将泄泻和痢疾统称为下利，并相应提出了治疗方药。至于治法，张介宾提出了分利之法，《景岳全书·泄泻》云："凡泄泻之病，多由水谷不分，故以利水为上策"。李中梓在《医宗必读·泄泻》中提出了治泻九法，包括淡渗、升提、清凉、疏利、甘缓、酸收、燥脾、温肾、固涩，对后世产生深远影响。

一、病机特点

泄泻的病因包括多种因素。首先，感受外邪是其中一个重要的原因，特别是湿邪侵袭，因为湿为阴邪，易损伤阳气，困遏脾土，导致运化失司，气机升降失常，清浊不分，从而引起泄泻。此外，饮食所伤、情志不调、禀赋不足及年老体弱、久病后脏腑虚弱等也是泄泻的常见病因。

在中医理论中，泄泻多由于脾虚湿盛、脾失健运，导致水湿不化、肠道清浊不分，传化失司，而发为腹痛、腹泻等。李中梓在《医宗必读·泄泻》中有"无湿不成泻"之说，强调了湿邪在泄泻发病中的重要作用。

除了湿邪和脾胃问题，久病入络，瘀阻络伤，也会导致泄泻不止。此外，肺金的宣肃不节、肾气的开阖失度及肝失疏泄等也可能引发泄泻。

二、辨证精要

（一）首辨疾病虚实

实证型泄泻病例表现为病程迅速，症状急骤，主要表现为脘腹胀满、腹痛拒按，排便后疼痛减轻，常伴有小便不畅。如果实证病情伴有热象，泻下情况通常急迫，大便呈黄褐色且臭，并伴随肛门灼热、里急后重等症状。

相反，虚证型泄泻起病较为缓慢，病程相对较长，容易反复发作。虚证型患者的腹痛不甚明显，反而喜欢温暖和按压，同时表现为神疲乏力、肢体感觉冷。当虚证伴有寒象时，大便呈现清稀如水状，具有腥臭味，可能伴随完谷不化、腹痛肠鸣等症状。

（二）次辨脏腑虚损

泄泻病位在肠道，与肝、脾、肾的关系密切。首先，脾虚是泄泻发病的基础。脾胃虚损、运化失调，由于饮食不节和劳累过度，导致水湿停滞、谷物滞留，成为泄泻的基础。脾虚还可能导致水湿滞留、困遏脾阳，引起运化失常，从而加重泄泻症状。其次，肝气乘脾是引发泄泻的常见机制。情志不畅，导致肝失疏泄，横逆乘脾犯胃，影响脾胃运化，进而引发泄泻。怒气所致的泄泻往往与饮食有关，这是因为怒气伤脾胃，使肝克制脾，导致泄泻发生。再次，肾阳亏虚是泄泻病机的转变。肾为胃的关键，主管二便，当肾阳不足、关门不畅时，可能出现洞泄、滑泄。如果肾阳不足，命门火衰，阴寒盛行，特别是在子丑时段，阳气未复苏而阴气盛极，就会导致泄泻不止。此外，如果病情持续，肾阳无法温养脾阳，脾阳失振，可能导致五更泄泻不断。

三、分型论治

（一）湿热中阻证

腹痛即泻，泻下急迫，粪便黄褐而臭，里急后重，舌质红，苔黄腻，脉滑数，是本证的主要特征，治疗原则为清热化湿、理气健脾。治疗宜选用葛根芩连汤合清中汤加减。具体药物组成为清半夏 20g，栀子 15g，茯苓 15g，黄连 10g，黄芩 15g，葛根 30g，白术 20g，枳实 20g，厚朴 15g，陈皮 15g，生甘草 6g。

若存在阴虚并伴湿热症状，可选用具有苦味坚阴和淡渗利湿作用的药物，如黄连、黄柏，以及茯苓、猪苓、泽泻等药物；若湿滞脾胃症状较为显著，可添加苍术、厚朴以燥湿运脾；若伴有腹胀、身困等症状，可搭配车前子、淡竹叶、通草，以利湿清热、疏导下焦，促使湿热从小便排出；若患者兼有痛风，尿酸较高，可考虑加入蜂房、蟋蚣等药物，以解毒除湿。

（二）脾虚湿盛证

本证以大便溏泻、完谷不化、食欲不振、饭后脘闷不适、舌质淡而有齿痕、苔白腻、脉濡缓为主要特征，治疗原则为健脾益气、化湿止泻。参苓白术散加减法是有效的治疗方法。具体药物组成包括党参 10 克、炒白术 30 克、茯苓 20 克、白扁豆 30 克、炒薏米 30 克、陈皮 10 克、山药 20 克、莲子 10 克、桔梗 10 克、砂仁 6 克（后下）、白豆蔻 6 克、肉豆蔻 6 克、甘草 10 克。这一方剂是在参苓白术散基础上加入白豆蔻和肉豆蔻，以增强其化湿止泻的效果。其中，白豆蔻有化湿行气的作用，而肉豆蔻则能温中涩肠，进一步提升涩肠止泻的功效。

根据患者病情的不同，可以进行加减调整。若伴有久泻兼气虚下陷，可加入柴胡、升麻、葛根，以健脾升阳、祛湿止泻；若腹痛较为突出，可加入芍药甘草汤，有助于止坠泻、疗腹痛、敛阴扶阳；若口淡乏味、脘腹不舒，可加焦三仙、鸡内金，有助于消食积、健脾胃；若气虚兼有血瘀，可辅助使用丹参、三七、延胡索，以增强活血作用。这样的综合治疗方案旨在全面调理患者的脾胃功能，化湿止泻，提升体内的气血运行。

（三）肝气乘脾证

泄泻的发作常常与情绪波动有关，往往在抑郁、恼怒或精神紧张时发生。以腹胀肠鸣，便前腹痛，便后痛减，矢气频作，胁肋胀痛，脉弦为辨证要点。治疗应疏肝健脾，祛湿止泻。可采用逍遥散合痛泻要方加减。这个方子的组成包括柴胡15g，炒白术20g，白芍15g，防风10g，陈皮15g，川芎20g，香附10g，枳壳10g，炒山药30g，炙甘草10g，生姜10g，大枣10g。这个方子去掉了逍遥散中的薄荷和质润滑肠的当归，加入炒山药以补脾止泻，加川芎、香附、枳壳以增强疏肝行气的功效。

如果气滞较重，可加入青皮、陈皮来疏肝理气。如果伴有腹胀、脘腹发凉，可加肉豆蔻以温中固肠止泻。如果思虑较重、情绪低落，泄泻症状受情绪影响较大时，可佐用郁金、玫瑰花、木香、佛手等理气解郁、疏肝止泻的药物。

（四）脾肾阳虚证

以大便水样、完谷不化、形寒肢冷、头昏耳鸣、腰膝酸软、脉沉为辨证关键。治疗原则为温肾健脾、固涩止泻。可选用四神丸合金匮肾气丸加减，具体方药组成如下：补骨脂10克、吴茱萸6克、肉豆蔻10克、炒山药30克、酒山茱萸15克、熟地黄15克、牡丹皮15克、泽泻15克、茯苓10克、肉桂10克、制附子10克。此方是在四神丸去五味子基础上，加入金匮肾气丸，因山萸肉味酸，可补肝肾，故去掉酸味的五味子，并将桂枝改为肉桂，增强温补阳气效果。

若腹部畏寒明显，可合用理中丸；若年老且以肾精不足为主，可改用济川煎加减；若阳虚较重，则改用四神丸合附子理中丸加减；若久泻滑脱不止，则改用真人养脏汤加减。

四、常用药对

（一）清半夏、陈皮

半夏味辛，性温，主要归于脾、胃、肺经，具有燥湿化痰、降逆止呕、消痞散结的功效。在《神农本草经》中，记载了半夏的多种用途，如主治伤寒寒热、心下坚、下气、咽喉肿痛、头眩、胸胀、咳逆肠鸣、止汗等症状。由于半夏归脾胃和肺经，因此常用于治疗肺系疾病中的湿痰寒痰、咳喘痰多、梅核气，以及消化系疾病中的呕吐反胃、胸脘痞闷、腹胀泄泻等。

陈皮味苦、辛，性温，主要归于肺、脾经，具有理气健脾、燥湿化痰的作用。半夏和陈皮的搭配常被用于治疗痰湿致病的情况，是经典的药物搭配。

（二）白术、茯苓

白术味苦、甘，性温，具有健脾益气、燥湿利水、止汗、安胎的功效。常被用于脾虚食少、腹胀泄泻等症状的治疗。而茯苓则味甘、淡，性平，能利水渗湿，同时具有健脾、宁心的作用。白术和茯苓常常搭配使用，是常见的健脾祛湿的良好组合。脾为阴土之脏器，偏好燥热而厌恶湿邪，同时脾也是痰湿产生的源头。白术和茯苓的应用不仅有助于健脾益气，阻止湿邪生成，还能从治标的角度去除湿邪。

（三）枳实、白芍

枳实具有理气破滞之功效，白芍则有养血敛营之作用。两者合用，一散一收，可同时调节气血，兼治肝脾。根据《金匮要略》记载，对于产后腹痛、烦满不得卧等症状，可采用枳实芍药散进行调理。此外，《伤寒论》中的四逆散也用到了枳实和白芍，二者合用能够行气活血、缓急止痛。

（四）桂枝、附子

桂枝具有发汗解表、散寒止痛、通阳化气的功效。《神农本草经》中提到它能够"主上气咳逆，结气喉痹，吐吸，利关节，补中益气"。与此同时，附子具有辛热之性，属于有毒药物，具备回阳救逆、补火助阳、散寒止痛的作用。桂枝补中益气，激发中焦阳气，而附子则能温暖壮盛肾阳，因此，在脾肾阳虚引起的泄泻症状中，通常需要这两味药物进行温补，促使脾阳的升运，同时巩固肾的关键作用。

（五）苍术、厚朴

苍术与厚朴皆为常用的燥湿药，具有燥湿健脾、祛风散寒及燥湿消痰、下气除满等功效。在《太平惠民和剂局方》中，平胃散即是以此二味药为主，再加入陈皮、甘草、生姜、大枣等药物组成的。联合使用这两味药，能够增强燥湿行气之功效，多用于治疗湿盛为主的病证。

五、医案选录

（一）湿热中阻案

患者为女性，30 岁，初诊主诉为间断性腹泻，已持续 3 天。患者在三天前无明显诱因地出现了腹痛及泄泻。就诊时，患者表现出腹痛和腹泻的症状，泄泻并未完全舒畅，排泄物气味臭秽，并伴有不消化的食物残渣。此外，患者还感到肛门有灼热感，并伴有口渴喜饮、小便短黄等症状。通过观察患者的舌质，发现其舌质红，舌苔黄腻，脉象滑数。

综合上述症状和体征，诊断为泄泻（湿热伤中证）。治疗原则为清热利湿。采用葛根芩连汤加减作为处方，具体药物包括葛根 10g、黄连 15g、黄芩 20g、木香 10g、甘草 10g、车前草 15g、厚朴 15g、泽泻 20g、茯苓 20g、炒山楂 20g、炒麦芽 20g、川芎 20g。

患者服用上述处方 7 天后二诊，自述效果显著，腹痛和泄泻的症状较之前有明显好转。但患者仍感到口渴，舌质红，舌苔薄白，脉象滑数。因此，在原处方基础上加用天花粉 10g。服用新处方 7 剂后三诊，患者表示所有症状都有所减轻，腹泻基本消失。继续服用原处方 14 剂。在随后的 6 个月内，患者未出现复发。

按语：本案患者为青年女性，出现腹泻、腹痛、泄泻等症状，同时伴有肛门灼热、舌质红、苔黄腻、脉滑数等表现，诊断为湿热伤中型泄泻。治疗采用葛根芩连汤加减，方中葛根解肌清热、升清止泻；黄芩、黄连苦寒清热燥湿；木香理气化湿醒脾；甘草健脾和中；加车前草以增强清热除湿、利水止泻之功；加厚朴、泽泻、茯苓以行气利水止泻；因患者腹泻伴有不消化的食物残渣，故加炒山楂、炒麦芽以消食化积；川芎活血行气，为血中气药，《本草纲目》指出川芎能"燥湿，止泻痢，行气开郁"。二诊诸症均有所减轻，但患者自觉口渴，故在上方基础上加天花粉以生津止渴。三诊诸症基本消失，故按上方续服 14 剂调理善后。

（二）脾虚湿盛案

患者为男性，20 岁，初诊主诉为间断性腹泻，时达 3 年余。患者在 3 年前无明显诱因情况下出现腹泻，未予重视，后症状反复发作。刻诊发现患者腹泻，每日 2 至 3 次，无腹痛，但在食用了生冷油腻食物后腹泻加重。此外，患者还表现出倦怠乏力，纳差，睡眠尚可。舌质淡，苔薄滑，脉弦细。行肠镜检查未见明显异常。

根据患者的症状和检查结果，诊断为泄泻（脾胃虚弱证）。治疗原则为健脾温中，化湿止泻。方用香砂六君子汤加减。具体处方为：木香 15 克，砂仁 6 克，清半夏 15 克，陈皮 15 克，党参 10 克，炒白术 20 克，茯苓 15 克，炒山药 20 克，厚朴 15 克，苍术 15 克，麦芽 15 克，神曲 15 克。

服用上述处方 7 天后，患者二诊，自述腹泻情况较前改善，大便每天 2 次。食欲有所增加。舌质淡，舌体大有齿痕，苔薄白，脉弦。按上方更改炒白术的用量为 30 克，炒山药的用量为 30 克，加入柴胡 10 克，炒白芍 15 克。

服用二诊方 7 剂后患者三诊，自述大便已基本成型，每天 1 次。食欲尚可。舌质淡，苔薄白，脉沉。继续服用二诊方 7 剂。

按语：根据《医宗必读》所述："无湿不成泻。"泄泻之病多由湿邪所引起。湿为阴邪，易伤阳气，易困脾土，导致脾失健运，小肠无法分清泌浊而引发泄泻；或水湿不化，下注于大肠而引发泄泻；又因湿性黏滞，留连不去可导致久泻。该患者经常腹泻，舌体大，苔薄白，表明脾胃虚弱，中焦湿浊困脾，因此诊断为脾胃虚弱证。治以香砂六君子汤加减。方中木香、砂仁芳香和胃行气；半夏、陈皮化痰除湿；茯苓、党参、甘草健脾燥湿、补气；苍术、厚朴除湿运脾；山药、炒白术健脾温中止泻，神曲、麦芽健脾消食和胃。二诊时，患者大便次数减少，但仍腹泻，故重用白术、山药温中，并加柴胡、白芍疏肝理气，以升发清阳而达到止泻的效果。至三诊时，患者大便已基本恢复正常，故以原方巩固疗效。

（三）肝气乘脾案

患者为女性，61 岁，初诊主诉间断性腹痛泄泻，持续三个月，一周前症状加重。患者在三个月前与人争吵后出现腹痛泄泻，泻后痛减，情绪稳定后症状可自行缓解，未予重视。一周前食生冷后再次出现腹痛腹泻，为求系统治疗，遂来院就诊。就诊时患者腹痛则泻，泻后痛减，胸胁部闷胀不适，平素情绪易急躁，时有气短、乏力。曾查心电图提示窦性心动过缓伴心律不齐，嗳气食少，食后干呕、头眩，眠浅易醒，小便尚可，舌质淡红，苔薄黄，脉弦。根据患者表现和体征诊断为泄泻（肝气乘脾证）。治疗原则为调和肝脾，疏风止泻，益气养阴。方用逍遥散合痛泻要方合生脉散加减。具体药物组成包括当归12g，茯苓15g，白芍20g，白术20g，柴胡12g，薄荷6g，陈皮20g，防风20g，川芎20g，麦冬15g，党参12g，五味子10g，甘草15g。

患者服上方 7 剂后二诊，腹痛腹泻明显减轻，只轻微腹胀，心前区时有憋闷疼痛。故守上方，加桂枝10g，香附20g，川芎增至30g。

患者服二诊方14剂后三诊，腹痛腹胀已不明显，大便次数稍增，便质稀溏，胸闷气短减轻。按二诊方，去薄荷、香附，改白芍为炒白芍10g，加干姜10g，黄芩10g，续进14剂。并予复方丹参滴丸日常服用。随访 1 年，所有症状均消失，未复发。

按语：此案泄泻源于情绪不畅，泻前腹痛，泻后痛减，胸胁部闷胀不适，嗳气食少，结合脉弦，证机明确为肝失调达，横逆犯脾，导致脾虚不运，痛泻产生。病因在肝，病变在脾，病位在肠，水谷混杂而下即为泄泻。治法以"疏肝健脾，疏风止泻"为主，方案选用逍遥散合痛泻要方加减，同时配以生脉散益气养阴，兼顾心气阴不足导致的胸闷、气短。方中柴胡、薄荷疏肝气调肝，白芍、当归柔肝养血补肝，与川芎配合，可补中有活，有助于疏肝解郁。白术、茯苓、陈皮共同健脾利湿，促使脾运湿去，从而泻症得以止息。防风作为一味药物，有三重作用：其性轻清，与脾气相契合，清升浊降，泄泻得以止息；同时，防风味辛，与柴胡、薄荷合用，能疏肝气，有助于解肝郁；此外，防风有燥湿之性，湿去则泄泻得以制止。在第二次诊疗中，痛泻有所减轻，但仍存在轻微腹胀和胸部憋闷，因此，增加桂枝、香附、川芎以加强温通理气和活血的功效。到了第三次诊疗，肝气已经平缓，去掉薄荷和香附，但便质稀溏仍是突出症状，说明脾虚仍未根治，故改用炒白芍，增加干姜和黄芩，体现"寒温并举"的治法。服用 14 剂后，各症状基本消退，仅有轻微的胸闷和气短，因此，服用复方丹参滴丸进行善后处理，并逐渐减药。

第八节　痢疾

痢疾是一种以腹痛、里急后重、下痢赤白脓血为主要表现的病症，多发于夏秋季节，具有传染性。在中医学里，痢疾又被称为"肠澼""久利""滞下""大瘕泄""休息痢"等。

《素问·通评虚实论》最早描述了痢疾的症状，如"腹痛""便血""下脓血"等，并命名为"肠澼"。《难经》将痢疾称为"小肠泄"或"大瘕泄"，并指出其表现为"里急后重"。《金匮要略·呕吐哕下利病脉证治》将泄泻与痢疾统称为"下利"，并提出了相应的治疗方法。《诸病源候论》中痢疾更多被称为"痢"或"下利"，并将不同类型的泄泻下利详细描述为水谷痢、泄痢、冷痢、热痢及脓血痢、赤白痢等。《杂病心法要诀·痢疾总括》中对不同痢疾加以分述，如大瘕泄、大肠泄等。《三指禅·痢症脉论》则系统总结了痢疾病名的演变过程，论述了不同时期对痢疾的称呼，强调了称名之表已显示了痢疾的情形。

一、病机特点

（一）感受外邪，表里俱虚

痢疾通常由感受风、寒、湿、热等外邪诱发，如《三因极一病证方论·滞下三因证治》所述："病者滞下，人皆知赤为热，白为寒，而独不知纯下清血为风，下豆羹汁为湿……风停于肤腠后，乘虚入客肠胃，或下瘀血，或下鲜血。"这说明素体虚弱容易受到外邪侵袭，邪气内侵而入里，冷热之邪客于肠间，从而引发痢疾。

（二）湿热蕴结，饮食积滞

摄入过量的肥甘厚味，或过度贪凉饮冷，有损脾胃功能，或者脾胃本身就虚弱，导致食物无法正常运化，引发饮食积滞。在这种情况下，湿热可能在体内郁积蒸发，最终演变成痢疾。《医方考》指出："痢，滞下也。患痢大都责于湿热，热伤气，故下白；热伤血，故下赤；热伤大肠，则大肠燥涩，故里急后重。"而《病机沙篆》中也进一步指出，痢疾的发病始于夏秋季节，湿热郁蒸是天气因素所导致，而生冷停滞则是人为因素所造成……脾胃受伤，无法制约湿气，湿气蒸腾而热壅积，导致气不宣通，从而使肠胃反窒，里急后重，小便赤涩。这说明湿热是导致痢疾产生的重要原因之一。

（三）内伤七情，肝旺克脾

根据相关研究，情绪失调与痢疾的发病存在一定的关联。长期处于抑郁、恼怒、忧思等负面情绪状态，可能导致肝失疏泄，气机郁滞，进而影响脾胃的正常运化功能，使气血运行不畅，饮食难化，日久便可逐渐发展为下痢赤白黏冻。正如《辨证录·痢疾门》一书记载："人有夏秋之间，腹痛作泻，变为痢疾……此是肝克脾土也。"

（四）久痢虚损，阴虚夹湿

痢疾持续日久，可能导致阴血受损，或腹泻痢疾长期不愈，导致津液消耗过多，均可引起阴血亏损，进而形成既有阴虚又有湿热夹杂的复杂病机。《丹溪心法》指出："血痢久不愈者，属阴虚，四物汤为主，凉血和血，当归、桃仁之属；下痢久不止，发热者，属阴虚，用寒凉药，必兼升散药并热药。"由此可见，阴血虚损是痢疾后期的主要病机转归。因此，治疗时应注重滋阴养血，同时针对湿热症状进行清热利湿。

总之，痢疾的病机多是正虚为本，邪盛为标，而湿邪贯穿始终，且常与热邪、风邪、寒邪合而为病，日久出现脾胃虚损、脾失运化、脾虚下陷、肾阳不足、泻痢不止、阴血虚损等证候。

二、辨证精要

（一）透过症状别阴阳

痢疾是一种具有特定症状的疾病，主要特征为赤白下痢、里急后重等。一般情况下，赤多代表热证，白多代表寒证，而里急后重则多为湿热症。然而，单一症状并不足以确定疾病的阴阳属性，需要从整体上把握病情。特别是在出现赤白相间的情况，或者无法准确判断赤白比例，以及下痢脓血、里急后重等症状不明显时，需要结合舌脉等综合辨证方法进行诊断。

以里急后重这一症状为例，如果是外邪侵袭所导致的里急后重，便后会减轻疼痛。如果腹痛窘迫并伴有肛门灼热，属于热症；如果腹部冷痛拘急，喜欢温暖按压，属于寒证；如果腹痛拒按并伴有腹部坚满，属于实证；如果腹部微痛，持续不断但喜欢揉按，虽有疼痛但并无努责，属于虚症。另外，如果里急后重症状在便后会加重，属于气陷；如果常常虚坐努责，则属于阴血虚。张景岳云："凡里急后重者……热痢、寒痢、虚痢皆有之，不得尽以为热。"

（二）细察邪正明转归

中医所指的痢疾在西医中通常被诊断为溃疡性结肠炎等慢性疾病，其病程较长，经常反复发作，不易治愈。因此，正确辨识疾病的邪正盛衰情况对于指导不同阶段的用药以及判断疾病的预后和转归至关重要。尤其在疾病的发作期，如若出现痢疾病状逐渐减轻的情况，如脓血便次数减少、腹痛和里急后重等症状减轻，这表明正气胜邪，疾病有逐渐痊愈的趋势；如若只出现脓血便而不见粪质，则表明病情较为严重；如若脓血便次数减少，但其他全身症状并未减轻，甚至出现腹胀、烦躁、呕吐、食少、气息喘促等症状，甚则出现神昏谵语、脉紧实等表现，这表明疾病已经到了危急的状态，需要高度关注，此时应当以驱邪为主，扶正为辅。在疾病的缓解期，虽然患者没有明显的症状表现，但仍需时刻注意保护胃气，以扶正为主。

三、分型论治

（一）湿热壅滞证

本证以痢下赤白、腹痛、里急后重、肛门灼热、舌红、苔黄腻、脉滑数为辨证要点。治疗原则为清热燥湿、调气和血。方剂选用芍药汤合木香槟榔丸加减。具体方药组成包括白芍 20g，当归 15g，黄芩 15g，黄连 6g，黄柏 20g，槟榔 15g，大黄 10g，枳壳 15g，木香 15g，陈皮 20g，薏米 30g，甘草 6g。其中，白芍、当归可养血调经；黄芩、黄连、黄柏可清热解毒；槟榔、大黄可泻下通便；枳壳可行气止痛；木香可行气止痛、健胃消食；陈皮可理气健脾；薏米可利水渗湿。甘草则可调和诸药。

若兼腹痛、痛如针刺、舌质紫暗者，可保留木香槟榔丸原方之三棱、莪术以活血化瘀；若舌苔黄厚、纳差者，加焦三仙、莱菔子等消食行气；如伴口腔溃疡者，另用玄明粉每日漱口。

（二）肝热脾湿证

本证以痢下赤白，里急后重，口干口苦，胸胁胀满，舌红，苔薄黄，脉弦为辨证要点。治疗应以疏肝健脾，清肠止痢为主。方案选择痛泻要方、葛根芩连汤合香砂六君子加减。方剂组成包括炒白术 20g，炒白芍 20g，防风 20g，陈皮 20g，葛根 30g，黄芩 10g，黄连 6g，木香 15g，党参 10g，茯苓 15g，清半夏 15g，黄柏 20g，生甘草 6g。该方案基于痛泻要方，结合葛根芩连汤和香砂六君子，去除了砂仁，并加入黄柏以清理下焦湿热。

若患者伴有脘腹胀满、嗳气严重的情况，可加入香附和枳壳以疏肝行气；若胁痛较重，可辅助使用金铃子散（川楝子、延胡索）以疏肝泄热止痛；若患者出现口苦、尿黄且下利脓血较多时，表明邪热较盛，此时可合用白头翁汤（黄柏、秦皮、黄连、白头翁）。

（三）脾虚湿盛证

辨证要点包括痢下赤白、白多赤少、食欲不振、肛门沉重、舌淡胖、苔白滑、脉濡软。治疗原则为温运脾阳、消食导滞。可采用二陈平胃散合四君子汤加减。具体药物组成如下：苍术 15 克、厚朴 15 克、陈皮 20 克、清半夏 12 克、茯苓 30 克、木香 10 克、白豆蔻 6 克、生山药 30 克、生白术 20 克、党参 16 克、炙甘草 6 克、生姜 10 克、大枣 10 克。其中，二陈平胃散具有燥湿行气的作用，与四君子汤合用可健脾益气。木香、白豆蔻可辅助治疗后重症状。生山药有助于健脾止泻。

如果患者有气坠、便中夹有白黏液等情况，可加入苏叶、杏仁以开肺气、化湿降浊。如果伴有肠鸣腹痛、腰膝酸软、畏寒等症状，可加入赤石脂、干姜、补骨脂以温补脾肾。对于伴有腹痛里急的情况，可合用小建中汤以温中缓急止痛。

（四）上热下寒证

本证的辨证要点为痢下赤白黏冻或脓血，手足厥冷，反酸嘈杂，饥不欲食，脉沉细。治疗原则为清上温下，燥湿止泻，方用乌梅丸加减。方剂的具体组成如下：乌梅 30g，细辛 3g，川椒 10g，黄连 6g，黄柏 15g，制附子 6g，干姜 10g，桂枝 10g，党参 15g，当归 10g，木香 10g，槟榔 15g。乌梅丸清上温下，加入木香和槟榔以增强行气除满的功效。

若患者反酸、胃灼热较重，可合并使用左金丸（吴茱萸、黄连）以泄热和胃；若食欲不振，可搭配麦芽、神曲、鸡内金以消食化滞；若大便次数较多，可加入炒白术、茯苓、薏米等药物以祛湿止泻。

（五）阴虚夹湿证

本证的辨证要点为痢下赤白，脓血黏稠，或下鲜血，虚坐努责，心烦，舌绛少苔，脉细数，为久痢湿热未完全去除，导致阴血已伤。因此，治疗以清肠化湿、养阴和营为主。具体方剂为黄连阿胶汤、四物汤合半夏干姜散加减。药物组成包括黄芩 15 克、黄连 10 克、炒白芍 20 克、阿胶 6 克（烊化）、当归 10 克、川芎 15 克、清半夏 12 克、干姜 10 克。此方中，黄连阿胶汤滋阴清热，四物汤则能养血和营。因湿气未完全去除，故去原方中滋腻的熟地黄，并合用半夏干姜散以祛湿降逆，防止阿胶等养血药留恋湿气。

若出现口渴、舌干、尿少等津液不足的症状，可加用天花粉、地骨皮、知母等滋阴清热药物；如身热烦躁，则可配伍淡豆豉、淡竹叶清热除烦；若出现心悸、气短等气阴两伤的症状，可合用生脉饮（党参、麦冬、五味子）以养阴益气；如下利鲜血较多，可佐用槐花炭、侧柏炭、地黄炭等止血药物。

（六）寒湿中阻证

本证以痢下赤白，白多赤少，倦怠，乏力，食少，腹部喜暖，舌淡，苔白腻为辨证要点。治疗原则是温中散寒、调气化滞，方以连理汤为基础，加入木香、槟榔以增强行气祛湿的功效。具体处方如下：黄连 10g，党参 15g，黄芪 10g，陈皮 15g，炒白术 15g，干姜 15g，炙甘草 6g，木香 15g，槟榔 10g。

如果患者的气虚症状较重，导致痢疾时发时止、经久不愈，可加入山药和炒白扁豆以增强健脾祛湿止痢之功。如果大便带血，则应加入当归和白芍以养血和营。

如果患者的舌苔厚腻，这是湿邪较盛的表现，可配伍苍术、厚朴、陈皮等中药材，以行气燥湿、和胃消滞。

四、常用药对

（一）黄连、黄柏

黄连和黄柏均为苦寒类药物，具有清热燥湿、凉血止血、解毒止痢等功效。根据《名医别录》记载，黄连可用于治疗长期腹泻、脓血等病症。黄柏则更擅长于走下焦，黄连与黄柏合用可以增强燥湿止痢的功效，同时能够厚实肠道，达到清热解毒、凉血止痢的效果。

（二）白头翁、秦皮

白头翁具有清热解毒、凉血止痢的功效，据《中华本草》记载，其可用于治疗湿热毒痢、休息冷痢、阴虚热痢等多种疾病。秦皮则具有苦涩收敛的特性，能清热燥湿、收涩止痢。白头翁的止痢作用偏于清泄，而秦皮的收敛止痢作用偏于收涩。若将两者配合使用，可实现一泄一敛、一清一收的协同作用，泄以清热，涩以止痢，标本兼治，从而发挥出清热止痢的功效。

（三）赤石脂、干姜

赤石脂在中医理论中属于甘温、酸涩的药物，具有涩肠固脱的功效。而干姜则是一种辛热性质的药物，能够温阳散寒。《本草正》一书指出，干姜主要用于治疗下元虚冷引起的腹痛、泻痢等症状，对于需要温补的患者，建议使用炒黄的干姜。对于有痢血症状的患者，也应用炒干姜。赤石脂与干姜相配伍，既能温阳散寒止痛，又能温肾固摄止利。这两种药物是桃花汤的重要组成部分，尤其适用于阳虚寒凝所致的痢疾。

（四）牡丹皮、桃仁

牡丹皮被归为心、肝、肾三经，它具有清热凉血、散瘀消肿的功效。《本草汇言》中提到，牡丹皮是一味"血中气药"，能够治疗各种由气血引起的疾病。而桃仁则能活血破瘀，善于化解血液中的壅滞，其作用较为峻猛。当这两种药材相互配伍时，一峻一缓，能够共同发挥活血祛瘀、消痛排脓的功效。

（五）大黄、芒硝

大黄和芒硝两味药物，均具有寒凉之性，其中大黄苦寒，能清除体内热邪，通便，推动新陈代谢，消散瘀血，凉血止血；芒硝则以咸寒之性善于软坚散结。若将两者合用，则能协同发挥泄热、祛瘀、荡涤胃肠的作用，促使邪气从肠腑下行排出，从而恢复肠道气机的通畅，恢复肠腑的通降功能。

五、医案选录

（一）湿热壅滞案

患者男性，22 岁，初诊主诉为大便脓血间断发作已有一年，一周前症状加重。患者在一年前因暴饮暴食出现腹痛，便意频繁，排便次数增多，大便夹杂少量脓血，于当地医院进行治疗（具体治疗不详），症状时有反复。一周前，因饮食不洁，腹痛及腹泻症状加重，遂来求诊。就诊时，患者腹痛里急，大便溏稀夹脓血，日排便 4 至 5 次，便后自觉肛门灼热，平素喜食肥甘厚味，小便短赤，纳差，睡眠可，舌质红，体大有齿痕，苔厚腻薄黄，脉沉滑稍数。根据患者的表现和体征，诊断为痢疾（湿热壅滞证）。治疗以清热燥湿，调气和营为主。方用芍药汤加减进行治疗。具体药物组成包括白芍 20 克，当归 15 克，黄芩 15 克，黄连 6 克，黄柏 20 克，槟榔 15 克，大黄 10 克，枳壳 15 克，木香 15 克，陈皮 20 克，炒薏米 20 克，甘草 6 克。

患者服用上方 7 剂后二诊，腹痛减轻，大便日 2 至 3 次，粪质溏稀，夹杂少量脓血，时有头晕，倦怠乏力，纳差，睡眠可，舌质红，体大有齿痕，苔白腻，脉沉滑。故在上方基础上改白芍为 10 克，黄柏 10 克，大黄 6 克，薏米 30 克，加炒山楂 15 克、炒神曲 15 克。

患者服用二诊方 14 剂后三诊，腹痛明显减轻，大便基本成形，日 2 次，夹有少量黏液。倦怠乏力症状减轻。舌质红、体大有齿痕、苔白稍腻、脉沉滑。故在二诊方基础上加干姜 6 克、间断服用 1 月余。随访 1 年，诸症已平，未复发。

按语：患者因饮食不洁和过度食用肥甘厚味导致脾胃损伤，湿浊内生，蕴而化热，湿热壅滞肠道，加上陈积之物无法排出，大肠传导失常，导致脂膜血络受损，出现腹痛、里急、下利便脓血等症状。根据《证治汇补》所述："无积不成痢"，因此初诊时应采取"通因通用"的治疗原则，去除肠中积滞，同时消除内生的湿热。选用芍药汤加减，以大黄、槟榔通下导积，消散有形之邪，同时配以枳壳行肠中滞气，消除无形之邪，从而断绝湿热盘踞的根源；黄芩、黄连、黄柏三药合用，发挥燥湿清热的作用；白芍、当归行血和营以治疗血分疾病，木香、陈皮行气除湿以治疗气分疾病，气顺血和则后重便血可愈；再以炒薏米、甘草补脾和中。二诊时腹痛、便脓血症状有所减轻，但纳差、体倦，苔白腻，热邪虽得清除而湿邪却缠绵不去，且脾虚之象更加明显。因此减少大黄、白芍、黄柏的用量，增加薏米的用量，并加入炒山楂、炒神曲以健胃消积。三诊时症状有所减轻，继续沿用上方，加入干姜，一方面预防黄芩、黄连、黄柏的寒性而再次导致结滞，另一方面温运脾阳以防食积湿浊再聚。同时取温药能通能动之功，以助调气行血。经过间断调理一个月左右，所有症状基本痊愈，嘱咐患者注意日常饮食调摄以防旧病复发。

（二）脾虚湿盛案

患者为中年男性，初诊主诉为半年间断腹痛和便脓血症状，最近 5 天加重。患者半年前因食用冷食后腹痛、腹泻、黏液，自行服药缓解，但饮食不慎仍出现腹泻。5 天前再次发作，伴有食欲不振、肛门重坠感、肢体困重、倦怠、易出汗等症状。刻诊显示绵绵的腹痛，每日 3 至 4 次腹泻，伴有白色黏液较多而红色较少的脓血便。患者的舌质淡、舌体大有齿痕，舌苔白滑，脉象濡软。根据患者的临床表现和诊断结果，诊断为痢疾（脾虚湿盛证）。治疗原则为益气健脾、燥湿和胃。所开具的方剂为二陈平胃散合四君子汤加减。处方药物包括苍术 15 克、厚朴 15 克、陈皮 20 克、清半夏 12 克、茯苓 30 克、木香 10 克、白豆蔻 6 克、生山药 30 克、生白术 20 克、党参 10 克、炙甘草 6 克、生姜 10 克、大枣 10 克。

患者服用上方 7 剂后二诊，症状有所改善，大便次数稍有减少，但仍感双下肢乏力。因此，党参改为 15 克，加入薏米 30 克、黄芪 20 克。在第三次就诊中，服用二诊方 14 剂后，脓血便次数减少至每日 1 至 2 次，双下肢无力症状好转。然而，遇冷后腹痛、大便增多。遂加入桂枝 10 克、炒白芍 15 克。患者持续服用半个月后，症状得到改善。随访期间病情未复发。

按语：《素问·太阴阳明论》指出饮食不节、起居无常可致阴虚五脏受邪，进而导致肠道积滞，形成飧泄，久而成肠澼。患者为脾虚湿盛型痢疾，主因饮食不当，偏好嗜食冷食，伤害脾胃功能，导致脾气亏虚，无法有效运化，湿邪阻滞，因此表现为饮食稍有不慎即出现腹泻、食欲减退、肛门沉重、肢体困重、乏力等症状。舌脉等症状均符合脾虚湿盛的特征。治疗应以益气健脾、燥湿和胃为主，可选用二陈平胃散合四君子汤等方剂，并根据具体情况进行调整。二陈平胃散擅长治疗湿郁生痰引起的病症，方中的陈皮、茯苓、半夏、甘草即为二陈汤的组成部分，具有燥湿化痰、行气消滞的作用。苍术、厚朴具有芳香燥湿的功效，同时治疗湿阻中焦。

在配伍药物时，可根据患者的症状选用适当的药物，如湿阻兼脾虚食少便溏可考虑使用苍术，气滞胀满者可考虑使用厚朴。综合使用这些药物能够共同发挥消积宽中、化痰止咳的效果。四君子汤则用于补益脾胃之气，恢复其运化受纳的功能。方中的党参、白术、茯苓等药物有益气健脾、燥湿化痰的作用。炙甘草补气和中，起到调和诸药的作用。两方合用，再加入白豆蔻、生姜、大枣等温中健脾行气之药，可以共同达到益气健脾、燥湿和胃的目的。二诊时，大便次数有所减少，但双下肢仍有乏力症状，这可能是湿邪仍未清除，气虚导致的结果，故加入黄芪益气、薏米健脾除湿。到三诊时，症状相较前已经缓解，但受凉后仍有腹痛、大便增多的情况，因此加入桂枝、白芍以温里驱寒，缓解急痛。由于方证相符，症状逐渐好转，最终痊愈。

（三）阴虚夹湿案

患者为男性，53 岁，初诊主诉反复出现脓血便已有 2 年，最近 1 周加重。两年前，患者无明显诱因下出现腹痛、频繁便意、大便增多，伴有少量脓血。经过当地医院肠镜检查，被诊断为溃疡性结肠炎，接受西医治疗有所缓解，但停药后症状反复。1 周前，由于不当饮食和劳累，症状再次加重，因此就诊。

患者就诊时腹痛持续存在，每天2～3次大便，便中夹杂赤白脓血，脓血黏稠，或排出鲜血，伴有虚坐努责、心情烦躁、睡眠质量差、小便颜色偏黄等症状。舌质红，舌体大有齿痕，舌苔较少，脉象细数。根据患者的病史、症状及体征，诊断为痢疾（阴虚夹湿证）。治疗原则为清肠化湿、养阴和营，方剂采用黄连阿胶汤与四物汤加减。具体处方为黄芩15g、黄连10g、炒白芍20g、阿胶6g（烊化）、当归10g、川芎15g、清半夏12g、干姜10g、黄柏20g、槟榔15g、炒薏米20g、甘草6g。

服用上方 7 剂后二诊，患者症状有所改善，腹痛减轻，睡眠质量改善，大便较前顺畅，但仍时有赤白脓血、食欲不振、乏力困倦、头晕等症状。故调整方剂，去槟榔，将黄柏剂量调整为10g，并加炒山楂15g。

服用二诊方14剂后三诊，患者腹痛明显减轻，饮食、睡眠状况改善，但仍时有少量赤白黏液。加用牡丹皮15g。服用三诊方14剂后四诊，患者症状进一步改善，大便少有黏液。故调整方剂，去黄柏，间断服药 1 个月后，患者大便正常，无腹痛及脓血便，患者痊愈。随访6个月未复发。

按语：本证为久痢，湿热未完全清除，同时阴血已受损。患者以腹痛和便脓血为主要症状前来求诊，因此诊断为痢疾。由于饮食起居不慎，脾胃受到损伤，湿浊内生，蕴而化热，热灼血络，导致脂膜血络受损，因此出现下利赤白脓血的症状。阴血消耗过久，导致久痢伤阴，进而产生心烦、眠差、小便黄等症状。结合舌脉，可判断为阴虚夹湿。因此，选用黄连阿胶汤合四物汤加减，以清肠化湿、养阴和营。方中黄芩、黄连、黄柏三者合用，以燥湿清热；阿胶、白芍、当归、川芎行血和营以治血；槟榔理气，气顺血和则后重便血可愈；再以半夏、干姜、炒薏米、甘草健脾化痰祛湿。二诊时腹痛减轻，睡眠改善，但饮食不佳，倦怠乏力，因此去槟榔以防伤气，减少黄柏的用量以防苦寒太过，并佐用炒山楂以健胃消积。三诊时诸症减轻，但舌质仍红，因此加牡丹皮以清热凉血。四诊时湿热大减，去黄柏后间断调服 1 个月而病愈。

第九节　嘈杂

嘈杂是指胃中空虚，似饥非饥，似痛非痛，莫可名状的一种病证，可单独出现，也可与胃痛、吐酸、痞满、呃逆等兼见。该病名最早出现在宋代陈自明的《妇人大全良方·妇人心胸嘈杂方论》中。他认为嘈杂多见于妇女，起因主要为痰饮所致。元代朱丹溪也认为痰为嘈杂的主要原因，并强调治痰为首要。明代叶文龄则认为嘈杂可能由食积引起，特别是因过食不节或食用难以消化的食物引起的。王肯堂在《证治准绳·杂病·嘈杂》中提到嘈杂与吞酸类似，都是由于肺受火伤，不能平木，木挟相火乘肺，导致脾冲和之气受阻。他强调治疗时要注意调和肺木和中土，以平衡气机。张景岳认为嘈杂的根源在于脾虚，治疗时要重视健脾。虞抟在《医学正传》中描述了嘈杂的临床表现，指出其症状似饥不饥、似痛不痛，伴有懊憹不自宁的情况。清代程钟龄指出需要与虚烦进行鉴别，虚烦多由元气大虚引起，治疗时要强调重补元气。叶天士也明确指出嘈杂的病位在胃而非心，强调了区分诊治。林珮琴则强调了胃燥是嘈杂病机的关键，提出了以凉润养胃阴为主的治疗法。她建议使用天冬、麦冬、玉竹、柏子仁、石斛、莲、枣等具有凉润养胃阴效果的药物治疗。同时，对于热病后胃津未复的患者，她建议采用生熟地黄、当归、沙参、蔗汁等甘凉生胃液的药物来治疗。

一、病机特点

（一）脾虚湿蕴，湿热交结

该病通常由饮食不节、劳倦内伤等引发。如果患者素体脾胃虚弱，痰湿内蕴，又食用难以消化的黏腻肥甘食物，导致食物停滞于胃腑，日久化热，或因过食辛辣香燥之品而内生郁热，这些情况均可能导致中焦湿热交结，邪热灼伤胃络而引发嘈杂症状。

（二）肝郁化火，胃阴耗损

根据中医理论，肝脏具有疏泄功能，并且喜好畅通无阻的环境。若因情绪波动过大，导致肝气疏泄过度，可能会引发肝胃不和，导致胃部功能下降，从而引发嘈杂症状。另外，长期过度忧虑或抑郁也可能导致肝气疏泄不足，进而引发肝郁化热，进一步影响脾胃功能，最终导致嘈杂。此外，长期食用寒凉食物或热病后期过度消耗阴津也可能导致胃部失养，引发嘈杂症状。

二、辨证精要

（一）辨食气痰热

胃与脾位于中焦，共同承担着消化和吸收的功能。胃属阳腑，更倾向于处理和消化食物，而脾为阴脏，则更注重吸收和运输营养物质。当病变发生在胃时，通常表现为热证或实证，这与"阳道实"和"实则阳明"的中医理论相一致。在临床实践中，我们需要注意食积、气滞、痰热等病理产物的独立性和相互影响。痰和湿的性质相似，容易与热相结合，形成中焦湿热证或湿停食滞证。早期的气滞可能表现为单纯的肝气郁滞，但长期郁积可能会导致火热化生，从而与热相互影响，呈现出肝郁化火的现象。

（二）审阴阳虚损

考虑到病位在脾，多为寒证、虚证，因此存在"阴道虚""虚则太阴"的说法。虚证嘈杂主要由脾胃阳虚或热病、郁火伤阴所导致，具体表现为脾胃虚寒证和胃阴亏虚证。在临床实践中，应注意区分虚证的合并兼夹情况，并进行辨证治疗。对于虚实夹杂、本虚标实的情况，应采用扶正祛邪、标本兼治的方法进行综合治疗。

三、分型论治

（一）中焦湿热证

该证以嘈杂、胃脘灼热、恶心脘痞、泛酸纳呆、舌红、苔黄腻、脉滑数为主要辨证要点。治疗方案以清热化湿和胃为主，方药为半夏泻心汤合乌贝散，具体组成为：姜半夏15g，黄连12g，黄芩12g，干姜15g，党参15g，浙贝母12g，乌贼骨12g，煅瓦楞子12g，炙甘草6g。这个方子是在半夏泻心汤的基础上加入乌贝散，去掉甘味的大枣，防止甘甜导致湿气滞留胃中。同时，搭配煅瓦楞子以增强制酸和胃的作用。

如果患者伴有嗳腐吞酸、食积不化的症状，可以考虑加入焦三仙等药物消食化滞，或者改用保和丸进行调整。若胃热较重，出现口干、口苦、口黏等症状，可在方中搭配栀子、黄柏等药物清热祛湿。对于出现恶心呕吐、口苦的情况，可改用温胆汤加减治疗。

（二）肝郁化火证

该证的辨证要点为嘈杂、胸胁胀痛、嗳气、口苦、烦躁易怒、舌红、苔薄黄、脉弦数。治疗方法为疏肝清热和胃，采用丹栀逍遥散合左金丸进行化裁。具体药物组成如下：当归15g，白芍15g，柴胡15g，茯苓20g，白术15g，苍术15g，薄荷6g（后下），牡丹皮12g，栀子12g，黄连12g，吴茱萸6g，炒神曲10g，八月札10g，炙甘草3g。此方利用丹栀逍遥散来疏肝泄热，利用左金丸来清热和胃。此外，还配伍了炒神曲来消食化滞，以及八月札以增强其疏肝理气、清热消食的功效。若舌苔厚腻，肝胆湿热较重的情况下，可以加入龙胆草、黄柏来清热祛湿；如果泛酸较重，可以配合煅乌贼骨、煅瓦楞子来制酸止痛；如果伴有嗳气频繁的情况，则需要加入旋覆花、代赭石来疏肝降气。

（三）脾胃气虚证

该证主要表现为胃脘嘈杂、口淡、泛吐清涎、喜温喜按、乏力便溏，舌淡胖有齿痕、苔白，脉弱。治疗方案以温补脾阳、益气和胃为主，采用六君子汤合乌贝散进行化裁。具体组成包括：党参 15g，茯苓 15g，白术 15g，苍术 15g，姜半夏 12g，陈皮 12g，浙贝母 12g，乌贼骨 12g，炙甘草 6g，生姜 10g，大枣 10g。这个方子运用六君子汤来健脾理气，同时加入乌贝散以制酸和胃，辅以苍术以加强燥湿健脾的效果。

如果患者气虚较重，全身乏力，可配伍黄芪以益气健脾，或者用党参替代人参来大补元气。如果存在寒盛、腹泻较重的情况，可加入肉桂、肉豆蔻等温中涩肠的药物。

（四）胃阴亏虚证

该证主要表现为嘈杂、饥不欲食、胃脘隐隐灼痛、口燥咽干，舌红、苔少，脉细数。治疗方案以养阴益胃为主，采用麦门冬汤合沙参麦冬汤进行化裁。具体组成包括：麦冬 15g，北沙参 15g，太子参 15g，姜半夏 12g，山药 15g，玉竹 15g，枇杷叶 12g，扁豆 15g，佛手 6g，炒谷芽 10g，炙甘草 3g。此方中用山药代替了麦门冬汤原方中的粳米，以太子参代替了党参，因其质润且具有生津的功效。此外，去掉了沙参麦冬汤中的桑叶，增加了枇杷叶以和降胃气，并配伍佛手和炒谷芽以疏肝和胃。

如果患者阴虚胃热较盛，可少量添加黄连、栀子以清泄胃热。对于胃灼热、泛酸较重的情况，可合用左金丸来清肝泻火和胃。

四、常用药对

（一）干姜、黄连

干姜性热，具有温中散寒的功效；而黄连则味苦性寒，具备清热燥湿的作用。将这两味药合用，其药效作用于不同的脏腑，一热一寒，一升一降，一散一收，充分体现了寒热并用、阴阳共调、辛开苦降、斡旋中土的"执中致和"治疗理念。对于湿热中阻所致的嘈杂症状具有显著疗效。

（二）浙贝母、乌贼骨、煅瓦楞子

浙贝母性属寒凉，味苦，主要用于清热化痰、散结消痈；乌贼骨性温，味咸，主要作用为收敛止血、制酸止痛；煅瓦楞子味咸，性平，具有消痰化结、制酸止痛的功效。三药联合使用，药性平和，不热不凉，对于治疗嘈杂具有良好的临床疗效。

（三）黄连、吴茱萸

黄连与吴茱萸的配伍联用，就是《丹溪心法》中所记载的左金丸。黄连药性苦寒，具有清肝泻火的良好功效。而吴茱萸味辛性热，则能调和胃气，降逆止呕。两者联合应用，可以清泄肝热、降逆和胃，对于治疗肝气亢逆犯胃所引起的嘈杂症状具有独特效果。

（四）黑附片、炮姜

黑附片和炮姜两味药合用，能够显著增强温阳散寒的功效。黑附片具有大辛、大热之性，并有剧毒，主要用于补火温阳。而炮姜则味苦性温，擅长温中散寒。炮姜的苦味能够潜敛黑附片的温窜作用，从而有效预防黑附片可能带来的副作用。二者配伍对于治疗脾胃虚寒所致的嘈杂症状具有显著疗效。

（五）沙参、太子参

沙参具有甘甜微苦的特性，性质微寒，其主要功效是养阴益胃。太子参同样具有甘甜微苦的特性，性质平和，其主要功效是补气生津。两药联合使用，可以更有效地滋养胃阴，并且由于其养阴功效并不会助湿，因此不会对脾胃的纳运功能产生阻碍。太子参的补气功效能够增强两药的补益阴津功效。

五、医案选录

（一）中焦湿热案

患者为男性，48 岁，初诊主诉胃脘部出现嘈杂感已有一年余，近期一个月内症状再次发作并有所加重。就诊时患者胃脘部有明显的空虚感，似饥非饥，时作时止，同时伴有呃逆、嗳气等症状。大便呈现黏滞状态，每日 1～2 次。此外，夜间尿频，舌苔黄腻，舌质暗红，舌体大有齿痕，脉弦。根据上述症状，可以诊断为嘈杂（中焦湿热证）。治疗应清胃降火，采用自拟行中汤合升降散加减的方剂进行治疗。具体处方为：清半夏 20g，黄连 10g，黄芩 15g，干姜 10g，炙甘草 10g，党参 10g，桂枝 10g，炒白芍 15g，大黄 6g，姜黄 15g，蝉蜕 10g，炒僵蚕 10g，黄柏 30g，炒枳实 20g，厚朴 15g，制吴茱萸 3g，炒白术 20g。

患者服用上方 7 剂后二诊，胃脘部的嘈杂感明显减轻，呃逆、嗳气等症状较之前也有所好转。大便已经成形，每日 1 次。然而，患者在饮食不慎后仍会出现胃脘部不适。舌质红、苔黄腻、脉沉。根据上述情况，将炒白术的用量增至 30g，并加入栀子 10g。服用二诊方 14 剂后三诊，患者所有症状均有所减轻。胃脘部偶尔会出现嘈杂感，腹部发凉。舌质暗、苔白腻、舌体大有齿痕、脉沉。故将干姜的用量增至 15g，并加入川芎 20g，去掉栀子。继续服用 21 剂后，随访 6 个月未复发。

按语：患者为中年男性，表现为胃脘部空虚、似饥非饥的症状，舌尖红，苔黄腻，考虑中焦湿热证。治疗方案为自拟行中汤，基于半夏泻心汤，加入枳实、厚朴、炒白术和陈皮，旨在和胃降逆、散结消痞的基础上，增强健脾燥湿理气的效果。全方平调寒热，补泻兼施，以顾虚实。因伴有嗳气、呃逆，添加升清降浊、散风清热的升降散，调和气机。考虑脾胃虚弱，内含小建中汤温中补虚。黄连与吴茱萸搭配清泻肝火、降逆止呕，黄柏清热燥湿。二诊症状减轻，舌苔仍有热象，加入栀子清热。三诊主要症状基本消失，热象除去，去栀子，加入川芎以活血行气。

（二）肝郁化火案

患者为女性，53 岁，初诊主诉 1 个月前因情绪波动后出现胃部不适，表现为似痛非痛、空空如也，未予重视。3 天前症状加重，影响日常生活，故前来就诊。就诊时患者胃中似痛非痛、似饥非饥，偶有反酸，但进食后症状有所缓解。伴有面部及下肢水肿，每日发作 2 次。舌质红、苔薄黄，脉象沉。

根据中医诊断，诊断为嘈杂（肝郁化火证）。治疗原则为疏肝理气、清热祛湿。选用柴胡疏肝散加减，具体药物组成包括柴胡 15g，炒白芍 15g，川芎 30g，炒枳壳 15g，陈皮 20g，炙甘草 10g，香附 30g，炒白术 30g，茯苓 20g，防风 30g，黄芩 10g，清半夏 15g，栀子 10g，玉竹 15g，当归 10g。

患者服用上述方剂 7 天后二诊，反酸症状明显减轻，胃部隐痛感有所缓解，大便恢复正常。但患者自觉头重昏蒙、嗅觉减退。舌质红、苔薄滑，脉象弦。根据患者症状变化，去除玉竹，加入苍术 15g，羌活 15g，白芷 10g，牡丹皮 15g。

患者继续服用二诊方 7 剂后三诊，临床症状完全消失，故未再复诊。停药 20 余天后，症状有反弹迹象，故再次前来就诊。现症见胃中嘈杂伴呃逆。舌质红、苔薄白稍滑，左脉弦，右脉沉。重新调整处方为柴胡 15g，炒白芍 15g，川芎 30g，炒枳壳 15g，陈皮 20g，炙甘草 10g，香附 30g，炒白术 30g，防风 30g，桂枝 10g，清半夏 15g，栀子 10g，茯苓 20g，当归 10g，苍术 15g，羌活 15g，藿香 15g，砂仁 6g。一周后患者未再复诊，通过微信随访得知患者诸症已除。

按语：该案患者为中年女性，起病源于恼怒，伴随反酸、恶心，系肝胆气机不畅，肝气侵袭胃脘。三焦负责疏通全身气机，促使水湿运化，而脾胃是全身气机的关键，当前患者出现面部、腿部浮肿迹象，暗示肝气侵犯脾，导致脾失运化，水湿滞留。因此治疗以疏通全身气机为主，方案基于柴胡疏肝散，疏解肝气，加入黄芩清热解郁，辅以白术、茯苓等强化脾胃，驱湿利水，再加防风祛风胜湿，以疏通表邪。水湿淤积易化生热，湿易凝结为痰，因此使用清半夏燥湿化痰治疗症状，辅以少量当归活血理气，佐以玉竹等防辛燥药伤阴。在二次诊断时，患者胃中嘈杂症状明显减轻，但头重昏蒙，考虑湿邪郁滞加重，气机升降不畅，故增加强效祛湿措施，调整方剂中去除玉竹，加入苍术、羌活、白芷强化祛湿力度，再加入牡丹皮协助活血散热。患者停药 20 余天后再次就诊，采用原方并加入藿香、砂仁滋养胃肠，效果显著。该病例主要是由肝气失和导致的一系列症状，抓住病机中的肝失疏泄为关键，病因得以清除，各种症状均得到有效缓解。

第十节 吐酸

吐酸，又称泛酸、反酸、吞酸、咽酸，是指胃中的酸性液体上泛而吐出或随即咽下的一类病证。这一病名最早出现于《黄帝内经》中，《素问·至真要大论》提到："诸呕吐酸，暴注下迫，皆属于热。"张仲景认为这一症状是由胃火引起的，在《伤寒论·辨脉法》中有"胃气有余，噫而吞酸"的论述。隋代巢元方在《诸病源候论》中指出："噫醋者，由上焦有停痰，脾胃有宿冷，故不能消谷，谷不消则胀满而气逆，所以好噫而吞酸，气息醋臭。"他认为该病是由于胃内有残留食物引起的。金代刘完素则从肝木之味的角度分析，认为吐酸是因为肝火旺盛导致木克金，无法平衡木，因而产生酸味。清代李用粹则认为吐酸的原因可能是寒热两种因素共同作用，因此他在《证治汇补》中指出："大凡积滞中焦，久郁成热，则木从火化，因而作酸者，酸之热也；若客寒犯胃，顷刻成酸，本无郁热，因寒所化者，酸之寒也。"

总体而言，后世学者对于吐酸的病因有许多不同的论述，但大多数认同胃热、胃寒和食物滞留是该病的主要原因。

一、病机特点

情志不遂，郁怒伤肝，肝郁化火，横逆犯胃，或恣食辛炙厚味，热蕴胃脘，均可导致胃气上逆而发生吐酸；寒邪直中阳明，寒犯胃腑，或饮食不节，食物积滞胃腑，也可导致胃失和降而出现吐酸。

二、辨证精要

吐酸之因，责之于热、寒、食三端，而胃失和降、食物上逆为其病机核心。因于热者，宜清热和胃降逆；因于寒者，宜温胃散寒降逆；因于食者，宜消食和胃降逆。临证应详辨其因，分而治之。

吐酸的原因可归结为热、寒、食三端。胃失和降、食物上逆是这一病理过程的核心。如果是热的原因，应该采取清热和胃降逆的措施进行治疗；如果是寒的原因，应该采用温胃散寒降逆的方法；如果是食物原因，应该采取消食和胃降逆的措施。在临床实践中，需要辨证施治，不可一概而论。

三、分型论治

（一）胃热炽盛证

该证的辨证要点为吐酸，胃脘灼热、嗳气臭腐、消谷善饥、口苦口臭、舌红苔黄、脉弦数。治疗方案旨在清泄胃热、降逆止酸。方案采用左金丸合乌贝散化裁。具体药物组成包括黄连 15g，吴茱萸 6g，浙贝母 6g，乌贼骨 12g，煅瓦楞子 12g，陈皮 12g，栀子 12g，枳实 12g，竹茹 6g，生甘草 6g。其中，黄连清热泻火，吴茱萸和栀子降逆止呕，乌贼骨、煅瓦楞子等具有清热解毒、止呕降逆的作用，陈皮理气和胃，枳实破气化痰，竹茹清热泻火，生甘草和乌贝母则具有润燥平和的功效。

（二）脾胃虚寒证

该证以吐酸，喜唾清水涎沫，口淡不渴，神疲乏力，四肢不温，大便溏薄，舌淡，苔白，脉沉弱为辨证要点，治疗方案旨在温中散寒、降逆止酸。故采用附子理中汤合乌贝散化裁。具体药物组成包括黑附片 12 克（先煎），干姜 15 克，党参 15 克，白术 15 克，苍术 15 克，浙贝母 12 克，乌贼骨 12 克，煅瓦楞子 12 克，炙甘草 6 克。其中，黑附片温中散寒，干姜温中止呕，党参、白术、苍术健脾温中，浙贝母清热润燥，乌贼骨、煅瓦楞子降逆止酸，炙甘草和乌贝母具有润燥平和的功效。

（三）食滞胃脘证

该证以吐酸，嗳气臭腐，脘腹胀满拒按，大便酸腐臭秽或夹杂不消化食物，舌红，苔厚腻，脉弦滑为辨证要点。治疗方案旨在消食导滞、和胃止酸，故采用保和丸合乌贝散化裁。具体药物组成包括山楂 15g，神曲 15g，炒莱菔子 15g，茯苓 20g，姜半夏 15g，竹茹 6g，陈皮 15g，连翘 12g，枳实 12g，浙贝母 12g，乌贼骨 12g，煅瓦楞子 12g。其中，山楂、神曲、炒莱菔子等成分能消食导滞，茯苓和姜半夏理气和胃，陈皮疏肝解郁，连翘清热泻火，乌贼骨、煅瓦楞子降逆止酸。

四、常用药对

（一）姜半夏、竹茹

姜半夏味辛、性温而燥，具有燥湿化痰、降逆止呕的功效；竹茹则味甘、性微寒而润，具有清热化痰、除烦止呕的作用。两种药物联合使用，可以相互制约，使药性变得更为平和。同时，这种配伍还可以增强和胃化痰的功效，对于治疗食滞胃脘、痰食胶结所引起的嘈杂症状具有明显疗效。

（二）陈皮、枳实

陈皮味辛苦，性温，能够有效调节气机运行，降低体内湿气，改善上腹部胀满感，同时具有调理中焦、疏导胸膈、平息呕吐的功效。枳实味苦辛酸，性微寒，能够有效消散积聚、导滞排便、化痰除痞。两者搭配使用，可以增强和胃降逆的功效，对于因食滞胃脘所引起的嘈杂症状具有显著疗效。

五、医案选录

（一）瘀热内生案

患者为 39 岁男性，初诊主诉间断反酸 2 个月，近期加重。患者近 2 个月饮食不规律，暴饮暴食，饮酒较多，饱食后频繁嗳气、反酸，自行口服奥美拉唑后症轻，未接受治疗，3 天前饮酒后症状加重，出现反酸、胃灼热、纳差，稍食即胀，胃部隐隐刺痛，嗳气或矢气可缓解，四肢困重，倦怠乏力，动则气喘、胸闷，便溏，里急后重，舌质红，体大有齿痕、瘀斑，苔黄腻，脉滑稍数。

根据患者的症状和体征，诊断为反酸（脾虚湿盛，瘀热内生证）。治则为健脾祛湿，清热行瘀，和胃降逆。方用黄连温胆汤合平胃散加减。处方为：黄连 6g，姜竹茹 12g，枳实 12g，清半夏 15g，陈皮 20g，茯苓 15g，炒苍术 15g，姜厚朴 15g，白术 15g，薏米 30g，山药 30g，泽泻 15g，旋覆花 15g，煅瓦楞子 20g，丹参 30g，当归 15g，山楂 15g，鸡内金 15g，甘草 10g。

患者服用上述方剂 14 剂后二诊，反酸、胃灼热减轻，饮食稍进，但仍有胸闷腹胀、肢体困倦。便质可，舌质淡红，体大有齿痕、瘀斑，苔黄腻，脉滑。在上方中去黄连、姜竹茹、薏米、山药，加瓜蒌 15g，紫苏梗 15g。

患者服用上述方剂 14 剂后三诊，反酸、胃灼热减轻，胸闷胃胀稍减，纳可，仍感肢体困倦。舌质红，体大有齿痕，瘀斑变淡，苔薄黄。脉沉。在二诊方上加枳实 12g，清半夏 15g，陈皮 20g，茯苓 15g，姜厚朴 15g，白术 15g，丹参 30g，当归 15g，山楂 15g，鸡内金 15g，甘草 10g，瓜蒌 15g，紫苏梗 15g，黄芪 15g，党参 10g。继续服用 14 剂，症状得到巩固，随访 3 个月，症状平缓，嘱减少饮酒以防病复。

按语：患者病起于过度饮酒、暴饮暴食，导致胃过度受损。过度饱食导致胃虚，而胃虚无法充分完成和降，使得胃肠的虚实状态失去正常更替，导致气逆表现为反酸和胃灼热。胃的降浊功能减弱，脾失升清功能，精微无法正常归经，形成湿痰。湿痰中阻则导致食欲不振，稍进食即感胀满。湿困四肢表现为倦怠乏力。湿痰瘀阻心胸，阴气乘阳位，表现为胸闷和气短。湿阻气机，热化生瘀，使舌头上出现瘀斑，苔黄腻。

方案中使用清半夏和陈皮以祛痰行气、调和胃气。黄连和姜竹茹清热化痰，枳实、炒苍术、厚朴燥湿下气。白术、薏米、山药合用以健脾渗湿止泻。茯苓和泽泻淡利，排除湿邪。旋覆花和煅瓦楞子下痰气而制酸。丹参和当归活血散瘀。山楂和鸡内金有助于消食去积。甘草用于调和各药之间的作用。二诊时，症状明显改善，郁热已经消退，故去除黄连和姜竹茹；由于大便基本正常，薏米和山药也去除；但仍有腹胀和胸闷，所以加入瓜蒌和紫苏梗，以加强宽胸理气的功效。三诊时，反酸和胃灼热症状已经消退，因此去掉旋覆花和煅瓦楞子；湿邪基本排除，但仍有倦怠乏力，故去掉炒苍术和泽泻，加入党参和黄芪。在 3 个月的随访中，各种症状都已经平稳。

（二）肝郁脾虚案

患者为男性，38岁，初诊主诉间断反酸1年余，1周前因饮食不慎导致症状加重。患者平素性情急躁，半年前无明显诱因开始出现间断反酸。就诊时，患者食后反酸、胃灼热，嗳气频繁，肢体困重乏力，大便溏稀，每日2～3次。舌质淡，苔黄滑腻，脉弦滑数。经过诊断，确诊为反酸（肝郁脾虚证）。治疗原则为化痰降浊、和胃疏肝。使用丹栀逍遥散合半夏泻心汤加减治疗。具体药物组成包括牡丹皮15克，栀子10克，当归10克，白芍15克，柴胡10克，茯苓20克，炒白术30克，炙甘草10克，生姜15克，薄荷6克（后下），清半夏15克，陈皮20克，黄连10克，黄柏30克，羌活15克，川芎30克，桂枝10克，姜黄15克。

患者服用上方6剂后二诊，反酸症状明显减轻，排便正常，每日1次，体重减轻。舌质淡，苔薄黄，脉沉。守上方去姜黄，继续服用15剂后，症状完全消失。随访半年未复发。

按语：患者性情急躁，肝气郁滞，导致日久化火，脾胃虚弱，呈现反酸、胃灼热症状。根据刘完素《素问玄机原病式》的观点，认为反酸可能是由热邪落于胃经引起的。此外，患者便溏，舌质淡，苔黄滑腻，脉弦数，表明患者为脾虚湿盛之体，湿邪化热，影响气机正常运行。由于脾胃之气升降无常，加之肝火旺盛，湿盛于内，导致寒热错杂，瘀阻中焦，因此选择半夏泻心汤。方中寒热并用，辛开苦降以调节中焦寒热互结之象。患者的治疗方案还包括丹栀逍遥散，旨在疏肝解郁，清热健脾。两方相辅相成，既可清肝经之火，又可扶脾胃之弱。加入陈皮以健脾燥湿理气，羌活祛风胜湿，缓解肢体困重，黄柏清热燥湿通便。另外，川芎和姜黄用以活血行气，姜黄与桂枝相伍温经通脉，协助羌活缓解肢体困重症状。二诊时，患者症状减轻，舌质淡，苔薄黄，脉沉，脾虚湿盛的象仍存，但热象不甚明显。在上方基础上去除易破血行气的姜黄，继续服用半月余，病情转好。

第十一节　噎膈

噎膈是指食物吞咽困难，哽噎不顺，或咽下即吐的病症。噎指吞咽食物不畅，膈指食物不能下咽至胃或食入即吐。这两者关系密切，通常合称为噎膈。

早在《黄帝内经》时期，就有关于噎膈的相关记载。例如，《素问·至真要大论》提到："饮食不下，膈咽不通，食则吐"；《灵枢·四时气》指出："饮食不下，膈塞不通，邪在胃脘"；《素问·通评虚实论》也提到："膈塞闭绝，上下不通，则暴忧之病也"。在隋代，巢元方将噎膈进一步分为五噎和五膈，包括气噎、忧噎、食噎、劳噎、思噎以及忧膈、恚膈、气膈、寒膈、热膈等。

唐宋时期，孙思邈和陈自明分别在《备急千金要方》和《妇人大全良方》中详细描述了不同类型噎膈的症状。而在金元时期，李东垣和朱丹溪提出了独到的见解，包括以气血为治疗切入点，强调冲脉上行、阴阳平衡等观点。朱丹溪还将"液燥血亏"列为噎膈病因，并提倡养津血、降阴火的治疗法。

明清时期，医家对噎膈的认识进一步深入。例如，李梴在《医学入门·膈噎论治》中强调噎膈病位在"贲门"，而叶天士在《临证指南医案·噎膈反胃》中明确指出"脘管窄隘"是噎膈病的关键病理因素。

一、病机特点

（一）痰气交阻，痰瘀互结

该病的基本病机涉及气、血、痰在食道和胃脘的相互纠结，其发生和发展与肝、脾、肾功能失调密切相关。情志对气的调动和津液的布散具有关键作用。当情志不畅，恼怒伤害肝，导致肝气失去正常的疏泄功能。长期的情绪抑郁、忧思伤害脾，导致脾气郁结，都可能引起气滞、痰阻、血瘀。痰气相互阻塞，痰和血互相纠结，可能引发噎膈。饮食不当，暴饮暴食，会损伤脾胃，使其运化功能失调，也能导致内生痰湿，阻滞气机，从而诱发该病。

（二）阴虚津伤，阴损及阳

长期食用油腻、辛辣、燥热的食物，导致湿热痰浊内蕴，阻滞食管，损伤阴津。或者食用粗糙、霉变、腌制、熏烤食品，直接损伤食道、胃脘，这些都是本病的常见病因。长期津液损伤，导致阴损及阳，最终导致阴阳两伤。此外，劳累过度、性生活不节制，或者久病不治、年老体衰、脏腑气血阴阳不足等，也会导致抗病能力下降，从而诱发本病。

二、辨证精要

（一）重视早期轻症，完善西医检查

噎膈病情的早期症状需要引起关注，以实现早期诊断和治疗。初期轻度患者可能只感到胸骨后的不适，食物下咽时有滞留感或轻微梗塞感。在这种情况下，应尽早进行相关西医检查。如果检查结果显示为食管癌等恶性病变，应考虑中西医结合治疗。对于病情较重的患者，可能表现为持续且逐渐加重的吞咽困难，咽下时感到哽塞，食物进入即被吐出，吐出物为白色黏痰或黏液。可能伴有胸骨后或肩胛骨区域持续性钝痛和进行性消瘦等症状。在这种情况下，西医治疗方法，如放疗和化疗，应根据患者体质适度使用，但中医辨证论治仍然是主要治疗手段。

（二）谨审正邪盛衰，以明病势进退

该病具有虚实两方面的病理特征，属于本虚标实的证候。标实表现为气滞、痰阻、血瘀，而本虚表现为脾肾虚亏，津液耗竭。在病程的初期，主要表现为痰气在食道和胃中交阻，病情较为轻微。到了中期，多见瘀血内生，气、血、痰相互交结不解，以化热伤阴为主。到了晚期，阴津耗竭，失去润养，或阴虚伤及阳，阳气减退，无法有效推动津液，气、血、痰相互阻滞更加严重，病情逐渐危重。在临床实践中，需要仔细观察病性的虚实表现、证候的混合情况以及病程的长短，以准确辨别正邪的盛衰，从而明确病情的发展趋势，有针对性地扶正祛邪，灵活调整，采取分而治之的治疗策略。

三、分型论治

（一）痰气阻膈证

该证的辨证要点为吞咽哽噎阻塞，胸膈痞满，泛吐痰涎，口燥咽干，病情随情绪变化而增减，脉弦滑。治疗原则为理气化痰开郁。采用四逆散合平胃散、二陈汤化裁，具体药物组成包括柴胡 15g，白芍 15g，枳实 12g，白术 15g，苍术 15g，厚朴 12g，陈皮 12g，茯苓 15g，姜半夏 12g，炙甘草 6g。方中运用四逆散来理气开郁，二陈平胃散以燥湿化痰，同时辅以白术以健脾益气，苍术与白术的联合应用则有助于增强燥湿健脾的效果。如患者伴有心烦急躁，以气郁为主的情况，可加入郁金和制香附以促使气机畅通，缓解情绪郁结。若患者同时出现胸骨后刺痛，此为瘀阻脉络之象，可合用丹参饮以化瘀行气。

（二）痰瘀内结证

该证以饮食哽噎难下、呕吐痰涎水液或呕吐物如赤豆汁、胸膈刺痛、肌肤甲错、舌淡青紫或有瘀斑、脉涩为主要特征。治疗原则为化瘀豁痰、软坚破结。可选用通幽汤合海藻玉壶汤进行化裁。具体药物组成凶手桃仁 12g、红花 12g、当归 12g、丹参 15g、升麻 6g、海藻 12g、昆布 12g、浙贝母 12g、姜半夏 12g、茯苓 10g、陈皮 12g、炙甘草 6g。此方中，通幽汤具有活血通瘀的功效，且去除了生地黄、熟地黄等滋腻药物；海藻玉壶汤则去除了青皮、川芎、连翘、独活等药物，以化痰软坚散结为主，同时加入茯苓以健脾祛湿。如胃热较盛、有出血倾向者，可合用泻心汤以清泄胃热；若疼痛较重，可配伍延胡索、五灵脂、蒲黄等化瘀止痛药物。

（三）阴津亏虚证

该证以吞咽困难、灼痛不适、食物即吐、身体消瘦、口渴咽干、大便干燥、舌红少苔、脉细数为辨证要点。治疗以滋阴生津润燥为主，采用麦门冬汤与沙参麦冬汤相结合的方剂进行化裁。具体药物组成包括麦冬 12 克，太子参 15 克，姜半夏 12 克，山药 12 克，沙参 12 克，玉竹 12 克，桑叶 12 克，炒白扁豆 15 克，天花粉 12 克，石斛 10 克，丹参 30 克，砂仁 3 克，生甘草 6 克。其中，沙参、麦冬、石斛、玉竹、天花粉等滋阴清热润燥，太子参和生山药、炒白扁豆等健脾益气，姜半夏降逆散结，防止滋腻碍胃，丹参化瘀止痛，砂仁理气和胃，生甘草调和药性。如果胃脘灼痛明显，可以合用芍药甘草汤以缓急止痛；如果阴津耗损严重，可以配伍乌梅、木瓜等具有酸甘益阴作用的药物。

（四）气虚阳微证

该证以饮食不下、泛吐清稀黏液涎沫、呕恶便溏、神疲乏力、畏寒肢冷、面浮足肿、舌淡嫩有齿痕、苔白、脉弱为主要特征。治疗方法以补气温阳、扶正祛邪为主。常用方剂是六君子汤合附子理中汤加减。具体药物组成包括党参 15g、茯苓 15g、白术 15g、黑附片 12g（先煎）、干姜 12g、姜半夏 12g、陈皮 12g、生山药 30g、黄芪 50g 和炙甘草 6g。其中，附子理中汤具有温阳散寒的作用，而六君子汤则可以益气健脾祛湿。此外，还加入了大量的黄芪和山药，以增强扶正之力。如果患者的寒盛疼痛症状较重，可合用良附丸，并加入肉桂、补骨脂和益智仁以温阳固元。如果下肢肿胀明显，可加入桂枝和茯苓等具有助阳化气功能的药物以促进水分排泄。

四、常用药对

（一）柴胡、枳实

柴胡质轻而散，能疏肝通阳，具有主升的特性；而枳实质重而沉，具有调胃化痰，主降的作用。当两者联合使用时，可以发挥相互协调的作用，实现升降的和谐平衡。这种联合运用能够在疏解肝气、通畅阳气的同时，调理胃气，化解痰浊。这样的配伍正好符合噎膈病气机升降失常、痰浊阻滞内结的病理机制。

（二）白术、苍术

白术以甘温之性为主，其柔和之效更佳，能强健脾胃，偏重于"健"，补益之力大于发散。而苍术则以苦温为主，其刚燥之效更甚，能强有力地燥湿，偏重于"运"，发散之力大于补益。二者联合使用时，其功效可以相互补充，形成一种甘苦共施、刚柔互济的配伍关系。这种配伍方法既能使补益与发散相辅相成，又能平胃燥湿，化已成之痰，同时还能补脾益气，从源头上断绝生痰的可能。因此，对于噎膈病中痰湿不化的情况具有很好的疗效。

（三）当归、丹参

当归具有微温性质，主要功效是补血并活血；而丹参微寒，主要功效是活血并补血。当归的微温性质可以抵消丹参的寒性，而丹参的寒性可以减轻当归的微温。二者联合使用，可以使补血和活血的作用相辅相成，而且由于它们的性质相对平和，能够协同作用，达到养血活血、祛瘀生新的效果，有助于噎膈病中瘀血的消散。

（四）海藻与昆布

海藻和昆布都属于化痰散结类中药，它们的功效相近，都具有消痰软坚和利水消肿的作用。这两种药物都有咸味，咸味能够软坚散结，因此可以治疗顽固的痰浊凝聚所形成的硬块病变。二者联用，相辅相成，使消除顽痰、软坚破结的作用得到增强。对于噎膈病中痰瘀胶结不化的证候具有良好的治疗效果。

（五）黑附片、姜半夏

黑附片与姜半夏的配伍属于"半夏反乌头"的范畴，但只要辨证准确、搭配得当，这两者的搭配不仅不是禁忌，而且还能获得良好的疗效。《金匮要略·腹满寒疝宿食病脉证》中提到的附子粳米汤就是黑附片与半夏搭配的典型例证。黑附片具有辛、甘、大热的特性，有补火助阳的作用；而姜半夏则具有辛、温、燥降的特性，能温化寒痰。这两者联合使用，辛味开散、燥降的作用相辅相成，有助于补阳和豁痰，特别适用于治疗噎膈病中阳气衰微、寒痰凝结的证候。

五、医案选录

（一）痰气阻膈案

患者为女性，35岁，初诊主诉半年来出现吞咽时阻塞感，伴有胸骨后刺痛，近一月情绪焦躁，症状加重。现吞咽轻度哽塞，伴胸骨后间歇性刺痛，胸膈和胃脘满闷感，食欲差，睡眠质量低，大便黏腻不爽，每日2次。小便正常。舌质暗，苔白腻，脉弦涩。根据患者体征和症状诊断为噎膈（痰气阻膈，瘀阻脉络证）。治疗原则为化痰开郁，行气消瘀。方用四逆散合平胃散、二陈汤、丹参饮加减。具体药物组成包括柴胡12g，赤芍12g，炒枳实10g，白术15g，苍术15g，厚朴12g，陈皮10g，茯苓15g，姜半夏12g，炙甘草6g，丹参10g，檀香6g，砂仁6g（后下）。

服药14剂后患者二诊，胸骨后刺痛改善，吞咽阻塞感减轻。期间出现呕吐痰涎，但身感轻松。大小便正常。舌质淡红，苔白稍腻，脉弦。故调整方药，去赤芍、丹参、檀香、砂仁、苍术，加党参12g。

服二诊方7剂后患者三诊，仍觉吞咽有轻度哽塞感，胸膈胃脘痞满改善。食欲和睡眠都好，大小便正常。舌质淡红，苔中部稍腻，脉缓。调整处方为党参10g，炒白术15g，苍术15g，陈皮10g，茯苓15g，姜半夏12g，炙甘草6g。间断服用上方月余后，随访半年，所有症状都已平息，未再复发。

按语：情志与脾的关系密切，思虑过度会使气机阻滞，导致津液运行不畅。如果情绪抑郁不舒，肝气失去疏泄功能，忧思伤及脾脏，脾脏功能紊乱，就会产生痰湿。患者初诊表现为气机阻滞、痰湿内生的症状，治疗以四逆散调达气机，平胃散合二陈汤健脾燥湿、化痰宽中，丹参饮化瘀行气。患者睡眠质量不佳，与胃气不和、肺胃气不降有关，通过调理气机、健脾和胃可改善睡眠质量。二诊时患者吞咽梗阻感、胸骨后刺痛减轻，舌质转淡红，苔白稍腻，脉弦，调理重点为疏肝和胃、理气健脾，故加党参益气。三诊时，患者症状已明显减轻，只是偶尔感到不适。舌苔中部稍有腻感，脉象缓和。故用六君子汤加减来健脾益气、和胃化痰，以巩固疗效。

（二）痰瘀互结案

患者为女性，40岁，初诊主要症状为饮食哽咽难下2年，近一个月有所加重。患者性格内向，情绪低落，生活压力大，饮食哽咽难下，近期情绪波动导致症状加剧。胃镜检查发现食管下段浸润癌，彩超检查显示双侧甲状腺结节和乳腺结节。诊断为痰瘀内结证，治疗以化瘀豁痰、软坚破结为主，方用通幽汤合海藻玉壶汤加减。具体药物组成包括桃仁12g，红花3g，当归12g，丹参15g，升麻6g，海藻12g，昆布12g，浙贝母12g，姜半夏12g，茯苓10g，陈皮12g，炙甘草6g。

患者服用上方30剂后二诊，症状有所减轻，但仍有饮食梗阻感、呕吐痰涎、胸膈微有满闷等问题。皮肤干燥、脱屑，大便干，1～2日1次，舌质暗有瘀斑，苔薄黄微腻，脉涩。故调整方剂，加姜厚朴10g，炒杏仁10g。

患者服二诊方60剂后三诊，症状进一步改善，胸骨后刺痛感减轻，吞咽稍有改善，彩超检查显示双侧甲状腺结节缩小，皮肤脱屑情况稍有改善。二便调，舌淡暗有瘀斑，苔薄微腻，脉涩。故调整处方为桃仁12g，红花3g，当归12g，丹参12g，升麻6g，海藻12g，昆布12g，姜半夏12g，茯苓10g，陈皮12g，鸡血藤15g，炙甘草6g。继续服用，并建议其勿食生冷寒凉，注意调节情绪。半年随访，症状未加重。

按语：患者病程较长，气机不畅，导致痰瘀相互交织，疾病已涉及血分。气机长时间阻滞，导致淤血和痰湿内生，气、血、痰相互凝结，难以解开。因此初诊时采用通幽汤活血通瘀，去掉滋腻的生地黄和熟地黄，使用海藻玉壶汤去掉青皮、川芎、连翘、独活，以化解痰块、软化坚硬、散解痰结，同时加入茯苓以健脾祛湿，清除有形邪气，促进气机畅通。当归性温和，具有补血和活血的功效；丹参微寒，既能活血又能补血。二者搭配，当归的温性可以抵消丹参的寒性，丹参的寒性可以抑制当归的微温性，共同发挥补血和活血作用。海藻和昆布都属于咸味药物，具有消痰软坚、利水消肿的功效。二者搭配相辅相成，增强了消除顽固痰块、软化坚硬痰结的力量。

　　在第二次诊疗中，患者出现了胸膈微有满闷、大便硬等症状，但病机未有明显改变，因此保留原方，仅在原方基础上加入姜厚朴 10g 和炒杏仁 10g，以调和上焦气机的宣降。第三次诊疗中，各种症状明显减轻，胸骨后疼痛减轻，皮肤较之前光滑。调整方剂去掉贝母、厚朴、杏仁，丹参剂量改为 12g，加入鸡血藤 15g 以养血活络。患者继续服用，并嘱咐其注意饮食，调节情绪。半年的随访中，病情保持稳定。

第五章　脾胃新论遣方用药总结

第一节　脾胃新论辨证特点

现代脾胃病多"因滞而病"，对其辨证论治可概括为"四要素"，即明辨病因、明辨病位、明辨疾病性质和病势。

一、明辨病因

明辨病因是中医辨证论治中的重要环节，它体现了直接审因和审证求因的辨证统一。在审证求因的过程中，医生通过分析患者的症状和体征，推断病因，从而制定相应的治疗方案。虽然外感六淫、内伤七情及饮食劳倦等因素均可导致脾胃损伤、脾胃虚弱，但需要注意的是，一种原因可以产生多种结果，而一种结果也可能由多种原因产生。

为了更准确地确定病因，中医采用了审证求因的方法。这种方法不仅关注外部因素对疾病的影响，更强调从脏腑功能的盛衰和基础物质的盈虚通滞等方面去探求疾病的综合原因。这种方法的优势在于，它能够从整体和动态的角度分析各种复杂的征象，经过综合归纳，推导出疾病发生、发展的原因。

审证求因能够反映因果关系的复杂性、多样性和辨证性。在临床实践中，这种方法能够为医生提供有价值的指导，帮助医生制定有效的治疗方案。因此，明辨病因、审证求因是中医独特的思维方式和诊疗方法，对于提高临床疗效具有重要意义。

二、明辨病位

　　任何疾病，都以特定的部位为靶点，无论疾病涉及的范围多么广泛，其症状表现如何复杂，就其某一阶段的病变而言，也必然侧重于某些特定部位。研究任何病理过程，离开了相应的病变部位，是不可能得出具体结论的。中医学的病位观念，反映了结构定位和功能定位相结合的特点。针对脾胃而言，既要了解其解剖部位，更重要的是熟悉其生理功能。只有以功能系统定位为主，结构系统定位为辅，对人体各种复杂的生理、病理现象才能获得一个执简御繁的分析手段，使我们对一切疑难杂症，对一切尚难查明其病变实质的功能性疾病，进行比较满意的病位分析，提出行之有效的治疗措施。

三、明辨病性

　　决定疾病性质的因素至少包括两个方面。首先，邪正斗争的力量对比，即疾病的虚实状态；其次，阴阳盛衰的程度估计，即疾病的寒热性质。虚实和寒热之间的相互联系，充分反映了中医学对疾病性质的独特观念。《素问•通评虚实论》指出："邪气盛则实，精气夺则虚。"同时，《素问•阴阳应象大论》也提到："阳亢则生热，阴盛则生寒。"因此，虚实和寒热是反映疾病性质的两大关键因素，它们从邪正阴阳两个不同角度深入剖析疾病的本质。作为一个完整的病性观念，必须同时体现这两个方面，否则很难制定出有效的治疗方案。例如，对于一个虚证患者，如果不明确其属于虚寒还是虚热，将无法进行全面的诊断和治疗；同样，对于一个实证患者，如果不确定其属于实热还是实寒，也将严重影响病情的判断和治疗。因此，对疾病的虚实和寒热性质进行准确辨识和综合分析，对于疾病的诊断、治疗和预后评估具有重要意义。

四、明辨病势

　　明辨病势即明辨疾病的发展变化趋势。由于疾病处于不断运动变化中，病机只是对某一阶段病理本质的揭示。随着病情的演变，病机也相应变化，因此，病机主要以当前证候的病理势态为主要依据。一个疾病的病理变化全过程是各个病变阶段上所有病机的总和。疾病的传变遵循由表入里、由腑入脏，自上而下、自气而血，以及五脏之间相乘相等多种传变规律。熟悉并把握这些传变规律对于我们精确估计病情走势无疑具有重要帮助。

综上所述，明辨病因、明辨病位、明辨病性和明辨病势"四要素"是认识疾病的思维模式，也是治疗脾胃病临床诊断思路和方法的核心所在。

第二节　脾胃新论遣方特点

脾胃病证的核心概念为"因滞而病"，主要涉及气滞和食滞等问题。因此，在临床实践中，自拟了一系列方剂，如和胃汤、清热和胃汤、消滞和胃汤和四合汤等，这些方剂均围绕这一观点展开。

一、和胃汤

和胃汤即六君子汤加苍术和青皮。六君子汤具有益气健脾、燥湿化痰的功效，是治疗一切脾胃疾病的基础方。加苍术，可加强其健脾燥湿的功效，而青皮则具有疏肝破气、消积化滞的作用。现代人常过食膏粱厚味，易导致痰湿的产生，此外，情志抑郁也会使肝气郁滞。因此，治疗脾胃病时，必须时刻注意与肝胆的关系。在临证治疗中，会根据患者的具体情况进行加减。常用的药物包括枳实、厚朴，它们可以健脾消胀、行滞利水，同时也能消补兼施；佛手、苏梗、大腹皮则具有疏肝理气、行气宽中的作用；木香和隔山消则能健脾消滞、善理中焦之滞。若遇到大便干燥的情况，炒白术和苍术可替换为生白术，以补脾阴、润肠通便。

二、清热和胃汤

清热和胃汤是在和胃汤基础上加入海螵蛸和儿茶的一种方剂。该方主要适用于反酸、胃灼热，以及胃脘灼热疼痛为主要症状的患者。海螵蛸具有抑制胃酸分泌和止痛的功效，而儿茶是一种特殊的用药方式，原为外用药物，但现在内服，能有效修复因炎症刺激而受损的胃黏膜，具有显著的治疗效果。此外，通常搭配大贝和连翘，这两种药物分别起到缓解胃灼热和清胃中郁热的作用。

三、消滞和胃汤

消滞和胃汤是一种中药方剂，主要针对饮食积滞、胃脘饱胀、胃肠蠕动能力下降等问题。它是在和胃汤基础上加入神曲、生炒麦芽、谷芽、莱菔子、鸡内金、焦山楂等组成的。焦三仙、鸡内金都有健脾开胃、消食导滞的功效，莱菔子则能化痰下气、润肠通便。这些草药相互配合，能够调动胃肠的纳运相济功能，促进食物消化和营养吸收，缓解胃脘饱胀、腹胀腹痛、恶心呕吐等症状。

四、四合汤

四合汤是青囊丸、金铃子散、失笑散和芍药甘草汤的组合方剂。这些古方都是经典的中医药方，各自有着不同的作用和适应症。青囊丸在《中国医学大辞典》中有记载，主治胃脘痛及气郁等病症。金铃子散则以治疗肝气犯胃为主，对肝、胆、脾、胃、大小肠等部位的疼痛有很好的疗效。芍药甘草汤具有酸甘化阴、缓急止痛的功效。而失笑散则能活血化瘀，不仅可以改善胃部的血供，促进胃黏膜固有膜的再生，还能防止幽门螺杆菌的再感染。

除了以上自拟方，临床治疗时还常常搭配其他经典方剂，如逍遥散、丹栀逍遥散、黄芪建中汤、颠倒木金散、痛泻要方、启膈散、温胆汤、竹叶石膏汤、橘皮竹茹汤、参苓白术散、理中汤和升降散等。对于一些癌前病变、疑难杂症，以及西医束手无策或失治误治的病例，根据患者的具体病情进行准确的辨证施治，可以缓解，甚至痊愈。

第三节　脾胃新论用药规律

在治疗脾胃疾病的过程中，应充分运用补虚泻实的用药规律，并根据药物的性味归经特点明确其补泻脾胃的功效。

一、补脾胃

补脾胃应以甘味为主，酸味为次；泻脾胃应以苦味为主，辛味为次。《素问·脏气法时论》中提到"脾欲缓，急食甘以缓之……甘补之"，明确了甘味药物是补脾药物的主要性味，具有补脾养胃的功效。甘味分为甘温、甘寒、甘凉，考虑到脾为阴土，喜燥而恶湿，同时有脾阴、脾阳之别，需要根据具体情况细致辨别。脾虚是气虚还是阳虚有一定差别，尽管有"气即阳"的说法，但在病情程度上有所不同，治疗上需注意轻重缓急。对于脾气虚或脾胃阳虚，通常选用温补的甘味药物，如党参、人参、黄芪、白术、山药、甘草等。在阳虚症状明显时，可添加辛热或甘热的药物以温阳，如干姜、附子、桂枝、肉桂、良姜等。而对于脾胃阴虚不足的情况，则选用甘寒或甘凉的药物，如石斛、沙参、麦门冬等，以养阴生津。

滋脾药物味应以甘淡为主，具有渗湿而不碍脾运的特性，甘淡平是临床选择滋脾药物时的主要考虑因素。对于补益脾阴而言，甘味能够同时起到补、和、缓的作用，而淡味则能渗透和利湿。古人亦言"淡附于甘"，因此通常将甘淡两者并称。甘淡味的药物能够进入脾经，发挥"甘补滋脾益阴，淡渗除湿健脾"的功效。然而，那些味道属于甘淡但并不进入脾经的药物，如土茯苓、金钱草、猪苓、泽泻等，则不能视为滋脾药物。滋脾药味除了甘淡之外，部分药物还具有微涩味，因而兼具收敛、固涩的功效，山药、莲子、芡实可视为代表。酸味药物虽然主要进入肝经，但与甘味药物合用时，也具有

"酸甘化阴"的作用。在治疗脾胃疾病时，酸味药物可以滋养脾胃之阴、促进胃酸分泌、帮助消化、增加食欲。例如，白芍和乌梅可以配合甘草和大枣等甘味药物，用于治疗纳呆食少、中虚胃痛、口干不多饮、大便干燥等症状。

二、泻脾胃

泻脾胃的药物应选用苦味和辛味为主，苦味药物具有泻火、通下、燥湿、坚实的功效。脾胃属阴土之脏腑，喜欢燥热而排斥湿邪，因此对于湿困脾胃的情况，适宜使用具有苦燥化湿作用的苦味药物。有文献提到"脾恶湿，急食苦以燥之"，尤其是苦味药物中的苦温性质更为明显，被称为"苦温燥湿"的药物，典型代表如苍术、厚朴等。对于味苦性寒的药物，则主要用于泻火清热，同时兼具燥湿的作用，常用于治疗胃热、胃火等症状，例如黄连、大黄、茵陈等。对于湿热蕴结中焦、暑湿伤中的情况，常选择具有芳香化湿功效的芳香化湿药物，如藿香、佩兰、苍术、砂仁、菖蒲等。此外，在治疗湿困脾胃时，除了使用苦燥化湿的药物外，还需要配合使用具有淡渗利湿作用的药物，如猪苓、茯苓、泽泻等。由于湿性趋向下行，因此配伍渗利之品可更好地引导湿邪下行。正如《素问·至真要大论》所言："湿淫于内，治以苦热……以苦燥之，以淡泄之。"

辛味药物具有辛散、辛行、辛润的功能，主要用于治疗中焦脾胃气滞的证候。对于因湿浊、食滞、痰饮等导致脾失健运、胃失通降的情况，出现胀满、痞塞、脘腹疼痛、恶心呕吐等症状，除了针对病因使用化湿、消导、化痰饮的药物外，还需要搭配使用辛味理气的药物，如陈皮、枳壳、木香、砂仁、香橼、佛手、苏梗等。

除了根据药物的药性、药味和归经进行用药指导外，还要注重脾胃的纳化升降特点，选用适合的药物。调理脾胃，虽然有相同之处，但脾胃在生理上相互辅助，病理上也会互相影响，因此用药上也有差异。一般来说，治疗脾胃虚弱宜采用甘温、苦燥、升提的药物，如党参、黄芪、白术、升麻、柴胡等，如果偏于阳虚，宜配伍辛热之品。而治疗胃病则宜采用甘凉、濡润、通降的药物，如沙参、麦门冬、石斛、枳实、川军等，如果胃火过旺，则宜配伍苦参、甘寒之品。在用药时，虽然要分清虚实，但也要兼顾脾胃功能。例如，在治疗湿阻、食滞、痰饮等实证时，除了使用祛湿、理气、消食化痰药物外，还常常需要配以健脾的党参、白术、甘草等中药，以兼顾中气，避免过度攻伐。在治疗脾胃虚证时，虽然应该使用甘药进行补益，但是过度壅补又会影响脾胃健运和胃的通降功能，因此补脾药物中常常需要配合理气助运的药物，如木香、陈皮、枳壳等。在脾胃阴虚证中，宜采用清补、平补的方法，避免使用滋腻壅滞、香燥耗阴的药物。对于湿困脾胃的情况，应避免使用辛燥行气、泻下导滞的药物，而采用芳香化湿的方法，并少量配合理气之药陈皮、佛手。如出现"湿盛阳微"的情况，可使用小量温阳化湿药物，如桂枝、丁香等。对于虚实夹杂的情况，应以和为法，调和脾胃的本虚和寒热夹杂的情况宜采用辛开苦降法。而肝胃不和者则宜采用疏肝和胃的四逆散进行治疗。肝脾不和者则应选用调和肝脾的痛泻要方进行治疗。

三、和脾胃

在脾胃用药上，应充分重视药物的性味归经及脾胃的生理病理特点。同时，时刻关注调和脾胃的重要性，通过合理的药物配伍和细致的用药指导，确保纳化健运，例如桂枝汤中的甘草、姜枣、药后啜热稀粥等。在用药滋补时，需避免使用呆滞脾胃的药物，例如归脾汤中的木香、异功散中的陈皮、六味地黄汤的砂仁熏晒熟地等。此外，为避免损伤脾胃，应遵循"凡可下者，中病即止，不可尽剂"的原则，合理使用承气汤等峻烈药物，同时注意白虎汤中甘草、粳米的用量和使用方法。

四、谨防苦寒败胃

用药过程中需注意"苦寒败胃"，即除非存在胃火蕴结的情况，要慎用或禁用苦寒药物。同时，"呕家忌甘"表示甘药容易滞留在中焦，甘味能生湿，容易导致中焦湿满，因此在湿浊、痰饮引起呕吐的情况下要避免使用甘药。此外，"辛散耗气"是指在脾胃虚弱、运化失常导致的脘腹胀满症状中，需通过健脾助运来治疗。如果仅仅使用理气药物，可能会导致症状加重。因此，在脾胃用药时应根据具体证候施以辨证治疗。

五、调升降

脾胃主要负责纳运水谷，而升清降浊是这一功能的具体表现。因此，当胃肠发生病理改变时，其主要反映就是纳运升降异常。当纳运升降出现异常时，临床征象包括呕吐、腹泻、积滞、胀满和疼痛等症状。在呕吐中，患者吐出物包括食物、酸水和血液；在腹泻中，患者泻下物包括稀便、黏液和血液；在积滞中，患者可能存在食积、便积和虫积等症状；胀满症状则表现为气血津液阻滞；疼痛症状可出现在唇、口、齿龈以及胃肠等部位。

因此，虽然治疗脾胃病变的方法多种多样，但总的原则是补其虚损、导其滞塞、调其升降。补虚的方法在于恢复脾胃的消化和吸收功能，补充基础物质的亏损；导滞的方法则是使积聚的食物消散，使堵塞的部位通畅，保持肠道和气液的通畅；调其升降的方法则是使逆乱的气液恢复正常的升降出入，使当升者升，当降者降。掌握这些治法的共性，才不致孤立地去看每一治法。

总之，脾胃治法当着眼于气液的盈亏，立足于脾胃的升降。具体言之，如治脾有补脾、温脾、升阳、滋脾、化湿等法；治胃常用降逆、泻下、清热、养阴、消导、化瘀、活络等法。

第六章　脾胃与药膳

第一节　脾胃药膳与治未病

一、中医药膳的发展概况

药膳的名称最早在《后汉书·列女传》中就有提及。《素问·五常政大论》指出："大毒治病十去其六，常毒治病十去其七，小毒治病十去其八，无毒治病十去其九，谷肉果蔬食养尽之，勿使过之伤其正也。"该论述阐明了药物治疗与饮食治疗在疾病治疗中的密切关联。《内经》还提出了"五谷为养、五果为助、五畜为益、五菜为充"的饮食理论，将食物分为四类，并用"养""助""益""充"来描述每种食物的营养价值及其在人体内的地位及作用。唐代孙思邈在《千金要方》中指出，"夫为医者，当须先洞晓病源，知其所犯，以食治之，食疗不愈，然后命药"，充分体现了食疗在治疗疾病中的重要地位和价值。《内经》创立了药膳学的理论体系，提出了食物五味的概念、与五脏相关的理论、食物五类的划分原则、药食配制的原则与禁忌，为药膳学说奠定了理论基础。

中医药膳是一种具有保健、防病、治病等作用的特殊膳食，其以传统中医药理论为指导，通过将不同药物与食物进行合理组合搭配，并采用传统和现代工艺技术进行加工制作而成，具有独特的色、香、味、形、效。除了满足人们对美食的追求，中医药膳还能发挥保持人体健康、调理生理机能、增强机体素质、预防疾病、辅助疾病治疗以及促进机体康复的作用。

中医药膳在中华民族几千年的历史中一直备受重视。古代中国不仅有专门从事饮食治疗的"食医"，还有许多论述饮食治疗和营养卫生的专著，如《食疗本草》《食医心鉴》《食性本草》《千金食治》等，这些都是宝贵的历史遗产，反映了我国历代在营养学、临床营养学和饮食治疗学方面的成就。

随着社会和科学的不断进步，饮食治疗逐步形成和发展，中医药膳也在这一背景下得到了更为广泛的应用。

二、脾胃与药膳之间的联系

世界卫生组织（WHO）提出了健康四大基石，其中合理膳食被视为最重要的因素。随着社会的快速发展和人们生活水平的提高，饮食习惯和饮食结构也发生了变化。良好的饮食习惯是保持消化系统健康的关键，特别是对于那些患有消化系统疾病的人来说，更要严把食物入口关。

《内经》中提及："饮食自倍，肠胃乃伤。"意思是如果饮食得当、有节制，就会对脾胃有益；而饮食过量或者不规律，就会加重胃肠的负担，导致脾胃功能紊乱。古人云，"胃病三分治，七分养"，说明食疗重于药疗，各种疾病都需要治养结合，而消化系统疾病尤为突出。这里的"养"主要指控制饮食，并要运用药膳养护脾胃，养成良好的饮食习惯。

保持合理的膳食平衡对于维护人体健康至关重要。药食同源、药食同理的理念凸显了饮食营养和药物在治疗疾病方面所发挥的相似作用，因此营养科也被形象地称为"第二药房"。药补不如食补的说法表明，通过合理的饮食营养能够提高机体的抗病和抗手术能力，减少并发症，促进疾病康复。在医学模式不断变化的今天，饮食营养的调理作用愈发显得重要。

长期不当的饮食习惯可能导致慢性胃炎、胃溃疡，甚至胃癌；大量饮酒和高脂饮食则可能引发肝炎、肝硬化，甚至肝癌。而平素饮食不规律、暴饮暴食等不良习惯则是导致胆囊炎、胰腺炎的原因之一。对于患有消化系统疾病的人，若不能保持科学合理的饮食习惯，可能会加重疾病的风险。相反，如果能根据各种疾病的特点制定合理的饮食方案，将会更加有效地促进疾病的康复。因此，为了维护人体健康，饮食应当遵循一定的营养原则。

饮食与药物搭配的关键在于脾胃的运化能力。病后，患者的脾胃运化能力通常较弱，即使病证适合特定饮食，也不宜过量进食，以免增加脾胃负担，导致消化不良并加重病情。对于虚弱的病人，需要调整饮食以进行调补。脾胃运化能力较强的患者可以适量进补养性食物，促使正气恢复；而脾胃运化能力较弱的患者则应选择清淡易消化的食物，以适应脾胃的状况。

药物口服后需要经过吸收、分布、代谢、排泄等过程，口服药物和食物一样，必须通过小肠吸收才能进入血液和淋巴液，然后通过血液循环输送到相应的组织和器官中发挥作用。研究证明，搭配合理的食物可以促进药物吸收，增强疗效，减少或避免不良反应的发生。相反，不当的食物搭配可能显著降低药物疗效，甚至引发毒副作用。因此，在服药期间，应当注意搭配合理的饮食，以确保药物能够更好地发挥治疗作用。

第二节　脾胃病证的药膳调理

一、胃食管反流

（一）中医学对反流性食管炎的认识及药膳

反流性食管炎在中医学中归属于"胃痞""反胃""嘈杂""吞酸""呕吐""胸痹""噎膈""梅核气"等范畴。病机主要表现为胃失和降，导致胃气上逆。脾主运化，脾气宜升可使饮食精微得以输布，而胃气宜降可使水谷及糟粕得以下行。正常情况下，脾胃的升降相辅相成，共同完成消化吸收功能。然而，一旦脾胃升降失常，导致中焦气机阻滞不畅，成为食管炎发病机制的关键。

临床治疗以疏肝、降逆、和胃、理气为主，辨证分型治疗。在实际应用时，需注意动态辨证，因为本病临床表现多样，不同证型间可能会相互转化和发展。治疗过程中，方药需要随证变而灵活调整，以提高疗效。此外，应强调降逆制酸法的应用，因为胃气上逆导致酸性物质反流入食管引起炎症。因此，在辨证分型治疗的基础上，结合降逆制酸法能够更全面地应对反流性食管炎。

（二）常见证型

（1）肝胃不和型：胸脘疼痛或灼热，常因情绪变化而加重，痛连两胁，反酸嘈杂，不思饮食，心烦易怒等，舌苔薄白，脉弦。

（2）脾胃湿热型：胃脘灼热或疼痛，反复发作，伴有吞酸欲吐，口苦纳少，大便艰难等症状，舌质红，舌苔黄腻，脉象濡或濡数。

（3）脾胃虚寒型：胃脘隐痛绵绵，常因受寒或食冷物后发作加重，喜温喜按，嗳气吐酸，纳少便溏，倦怠乏力等，舌质淡红边有齿痕，苔薄白，脉细。

（4）胃阴不足型：胸脘隐隐灼热或灼痛，纳少吐酸，口干唇燥，渴喜冷饮，心烦咽干，大便秘结等，舌红少苔或光红，脉细弦。

（5）痰气交阻型：吞咽食物梗阻，喉中多痰，胸膈满闷，或食入即吐或水饮难下，大便干结，舌苔薄白，脉弦滑。

（6）气滞血瘀型：胸骨后疼痛、痛有定处而拒按，痛为针刺或刀割，吞咽不适，形体消瘦，神疲乏力，舌质暗，舌边有瘀点，脉涩。

（三）药膳复方

（1）鲜丝瓜汤：丝瓜 1 个（50g），鸡内金 20g，玫瑰花、橘皮各 5g，丝瓜切片或丝备用，诸药加沸水浸泡 1 小时后去渣取汁，放入丝瓜、食盐、味精、料酒少许，煮开即可。丝瓜性凉、甘，清热化痰，凉血解毒。配以鸡内金、玫瑰花、橘皮，可健胃开胃、疏肝理气，适合反流性食管炎肝胃不和型患者食用。

（2）椒姜海参牡蛎汤：海参 15g，牡蛎 100g，葱、干姜、胡椒、川椒、调味品各适量。将海参发好、洗净、切片；牡蛎去壳、取肉。锅中放清水适量煮沸后，下葱、干姜、胡椒、川椒、料酒、米醋等，下海参、牡蛎，煮至熟后，加食盐、味精调味服食，每日 1 剂。其中海参味甘、咸，性平，补益元气、滋脾养胃；牡蛎肉味甘、咸，性平，滋阴降逆；配伍葱、姜、椒温中健脾。适合反流性食管炎脾胃虚寒型患者食用。

（3）沙参玉竹炖老鸭：沙参 10g，玉竹 10g，老鸭 250g，共炖熟服食。北沙参甘、凉，养阴清肺、益胃生津；玉竹甘，微寒、平，滋阴润肺、生津止渴；配伍鸭肉养阴益胃。适合反流性食管炎胃阴不足型患者食用。

（4）苦瓜焖鸡翅：苦瓜 50g，豆豉 5g，鸡翅 1 对，调味品适量。鸡翅去毛，洗净切块，用黄酒、姜汁、白糖、盐、生粉等拌匀上浆；苦瓜剖开去白色内膜，切块，放入沸水中氽一下；烧锅放蒜泥、豆豉煸香后，再放鸡翅翻炒，待熟时，下苦瓜，葱段炒几下，而后加半碗清水，用文火焖 30 分钟，调味起锅即成。其中，苦瓜寒、苦，清热解暑、明目解毒。该食疗方泄热和胃，适合反流性食管炎脾胃湿热型患者食用。

（5）桃仁墨鱼：桃仁 5g，当归 8g，木香 3g，墨鱼 1 条。将墨鱼去头、骨，洗净，切丝，桃仁、当归、木香布包，加水同煮沸后去浮沫，文火煮至墨鱼熟透，去药包，调味服食。墨鱼酸、平，益气补虚、滋阴养胃；配伍桃仁、当归、木香，活血化瘀、行气止痛。适合反流性食管炎气滞血瘀型患者食用。

二、消化性溃疡

消化性溃疡在临床上以慢性周期性发作并有节律性上腹部疼痛为主要表现，常伴有恶心、嗳气、吐酸等症状。如防治不当，可能引发大出血、穿孔、癌变等严重并发症。本病属于中医学"胃脘痛""吐酸""血证""反胃"等范畴，其发病机制多与忧思郁怒、肝气横逆犯胃，或饮食劳倦、损伤脾胃之气，或郁热相搏、结郁于胃脘等因素有关。

（一）常见证型

（1）脾胃虚寒型：胃脘隐痛，空腹遇冷疼痛加重，得食疼痛减轻，喜温喜按，神倦便溏，舌苔薄白，舌淡或胖润，脉沉细或沉细无力。

（2）肝气犯胃型：胃脘胀痛，胸胁胀满，嗳气吞酸，恶心呕吐，心烦易怒，口干舌燥，大便干结，每逢生气后病情加重，舌苔薄白，脉弦。

（3）阴虚胃热型：胃脘灼热，嘈杂易饥而不欲食，口干便艰，手足心烦热，干呕，舌红少津，脉细。

（4）气滞血瘀型：胃脘刺痛，痛有定处，固定不移，拒按，食后加重，或呕血或便血，舌质紫暗或有瘀斑瘀点，脉弦涩。

（5）饮食停滞型：胃脘痞满，嗳腐酸臭，厌恶饮食，胃胀拒按，吐后症减，矢气臭秽，舌苔垢腻，脉弦滑。

（6）寒邪犯胃型：胃痛猝发，痛无休止，得温则减，遇寒加重，多有受凉或饮食生冷病史，或伴见呕吐清水，畏寒怕冷，手足不温，喜食热饮，口淡不渴，舌苔薄白或白腻，脉沉迟。

（二）药膳复方

（1）党参猪脾粥：猪脾1具，党参15g，陈皮10g，粳米60g，生姜3片，葱白适量。将猪脾洗净，切薄片；葱白、陈皮洗净，切粒；生姜洗净，切丝；党参、粳米洗净。把党参、粳米放入锅中，加清水适量，文火煮沸后下陈皮，再煮成粥，然后下猪脾、姜、葱煮熟，调味即可，随量食用。其中，党参甘平、微酸，补中益气，健脾益肺；猪脾甘、平，益脾胃、助消化；配伍陈皮健脾益气。适合溃疡病脾胃虚弱型患者食用。

（2）楂曲莱菔粥：山楂、神曲、莱菔子各10g，大枣5枚，大米50g，葱白2茎，生姜适量，将诸药水煎取汁，去渣，加大米煮为稀粥，待熟时调入葱白、姜末、食盐、味精等，再煮一二沸即成。每日2剂，早晚服食。该食疗方健胃消食，适合消化性溃疡饮食停滞型患者食用。

（3）鲜芦根粥：新鲜芦根10g，青皮10g，粳米50g，生姜3片。将鲜芦根洗净，切成1cm长细段，与青皮同放锅内，加适量冷水，浸泡30分钟后，武火煮沸，改文火煎30分钟。捞出药渣，加入洗净的粳米，煮至粳米开花，粥汤黏稠。端锅前2分钟，放入生姜，分次温服。芦根清热养阴，青皮行气止痛，生姜和胃止呕，粳米养胃益脾。该食疗方泄热和胃、养阴止痛，适合消化性溃疡病阴虚胃热型患者食用。

（4）玫瑰花粥：取玫瑰花6g入锅大火煮开，改小火煮20分钟，然后将花捞出，加入粳米60g，共煮成粥，服食。该食疗方疏肝理气，适合胃脘疼痛、抑郁易怒、口苦多梦等脾虚肝郁患者食用。

（5）橘皮粥：橘皮 20g，香橼 15g，粳米 60g。先将橘皮、香橼煎煮 20 分钟，去渣取汁，粳米煮粥，待粥将成时，再加入橘皮汁，同煮为稀粥，每日早晚餐服食。橘皮味辛、苦，性温，有理气健脾、燥湿功效；香橼味辛、微苦、酸，性温，能疏肝理气、宽胸化痰、除湿和中。适合胃腹胀满、嗳气、食欲不振的气滞证患者食用。

三、胃炎

中医学虽未有慢性胃炎这一病名，但从临床症状来看，该病多属于中医的"胃脘痛""痞满"等范畴。中医理论认为，该病多由饮食不当、饥饱不均、过食辛辣及酒酪肥甘等因素导致胃气受伤；或情志不和，肝气不疏，导致胃气失和，气机不畅，气滞而血瘀，长期则脾胃气虚，进而阳虚生寒；或气阴两伤，阴液亏损等原因引起。胃在中医中被视为主管受纳、腐熟水谷的器官，喜润厌燥；脾则负责运化水谷精微与水湿，喜燥厌湿。胃气主降，使水谷得以下行，而脾气主升，使水谷精微得以输布全身。肝主疏泄，脾胃得肝的疏泄，保持升降的正常运作。肝还协助脾散精，疏泄胆汁助消化，并通过情志调节使气机舒畅。若肝失疏泄，则可能导致横逆犯胃克脾，脾胃受损，运化功能失常，肝失滋养，导致疏泄功能失调。因此，慢性胃炎的治疗重在恢复脾、胃、肝三者功能的协调，以达到治疗的目的。

（一）常见证型

（1）脾胃虚寒型：胃脘疼痛，食后尤甚，喜温喜按，纳呆乏力，肠鸣便溏，舌淡，苔白，脉缓无力。

（2）胃阴不足型：胃脘隐痛，嘈杂不适，胃纳欠佳，口干舌红，苔黄少津，脉细数。

（3）肝胃不和型：脘腹胀痛，攻撑胸胁，嗳气吞酸，口干而苦，舌红苔黄，脉弦或数。

（4）脾胃湿热型：胃脘满闷不适或疼痛不已，嘈杂嗳气，口臭纳呆，便溏不爽，舌红苔腻，脉弦数或弦滑。

（5）气滞血瘀型：胃脘疼痛，日久不愈，或痛有定处，痛如锥刺，或痛处可触及包块，大便色黑，形体消瘦，面色晦暗，有瘀斑，脉弦细或涩。

（二）药膳复方

（1）橘皮生姜红枣饮：取橘皮10g，生姜5g，红枣6枚熬汤，每日服用2次。该食疗方理气止痛、和中止呕，适合慢性胃炎肝胃不和型患者食用。

（2）山药半夏粥：山药50g（研为细末），半夏15g，粳米100g。将半夏用温水淘去矾味，入砂锅水煎，去渣取汁约200mL，入粳米煮粥，粥将熟入山药末，再煎二三沸，粥成后加白砂糖适量，每日早晚分服。该食疗方补脾益胃、降逆止呕，适合慢性胃炎脾胃虚弱患者食用。

（3）百合莲子糯米粥：取百合30g，莲子20g，糯米100g共煮成粥，加少许红糖煮片刻即可食用。该食疗方滋阴健脾养胃，适用于胃阴亏虚，症见胃脘部隐痛，口燥咽干，大便干结，舌红少津。

（4）牛百叶糯米麦粥：取牛百叶100g洗净切块，糯米50g，小麦30g，共煮成粥，调味服食。该食疗方补脾胃、益气血，适合慢性胃炎脾胃气虚者食用。

（5）丹桃归米粥：丹参、当归各10g，桃仁5g，糯米100g。将诸药水煎，去渣取汁，入糯米煮粥，调味后空腹食用。该食疗方活血化瘀、通络止痛，适合慢性胃炎瘀血患者食用。

四、便秘

便秘的发生主要源于大肠传导功能的失调，但通常也与脾、胃、肺、肝、肾等多个器官的功能紧密相关。肺失宣肃、脾失传输、肝失调达、肾失温煦、胃失通降等情况都可能导致大肠传导功能的紊乱，使大肠失去正常的濡润作用，从而导致排便困难。例如，肺失水润会使大肠失去濡润而引发便秘。此外，若肺的肃降功能异常，大肠向下传导糟粕的能力紊乱，气机阻滞也可能导致便秘。肝主疏泄的功能异常同样可能使大肠气机滞留，影响腑气的通畅，导致大便秘结。肾阳虚衰使机体温煦功能下降，动力和兴奋性减弱也可能导致便秘。肾阴不足时，虚火内生，耗损津液，大肠失去濡润作用，从而引发便秘。饮食积滞、胃气不降也是导致大便秘结的原因之一。

（一）常见证型

（1）热秘：大便干结，腹部胀痛，面红身热，口干而臭，烦躁不宁，小便短少而赤，舌红苔黄燥，脉滑数。

（2）湿秘：大便不干但排出困难，黏滞不爽，便条变细，便不净，肛门下坠感，面色不华，头昏沉重，脘腹胀满，纳呆，舌淡红，边有齿痕，苔白腻，脉沉弦细。

（3）实秘：大便秘结，或不甚干结，欲便不得出，或便而不爽，肠鸣矢气，腹中胀痛，胸胁满闷，嗳气频作，食少纳呆，舌苔薄腻，脉弦。

（4）冷秘：大便困难，腹部疼痛而拘急，四肢不温，胁下偏痛，呃逆呕吐，舌苔白腻，脉弦数。

（5）气虚：大便排出无力，粪质并不干硬，虽有便意但临厕努挣，便难排出，并见汗出气短，便后乏力，面色白而神疲，舌淡苔白，脉弱。

（6）血虚：大便秘结，面色少华，心悸气短，失眠多梦，口唇色淡，舌淡白，脉细。

（7）阴虚：大便秘结如羊屎状，形体消瘦，头晕耳鸣，双颧红赤，心烦少寐，潮热盗汗，腰膝酸软，舌红少苔，脉细数。

（8）阳虚：大便干或者不干，排出困难，小便清长，面色白，形寒肢冷，腹中冷痛，得温则减，得热则缓，腰膝冷痛，舌淡苔白，脉沉迟。

（二）药膳复方

（1）苁蓉蜜饮：水煎肉苁蓉 10g，去渣留汁，加蜂蜜适量。肉苁蓉补肾助阳，润肠通便；蜂蜜调补脾胃、润肠通便。二味配伍而成温阳通便之膳食。阳虚便秘者，宜选此膳食疗。

（2）芪香蜜膏：取黄芪 300g、香橼 50g、生白术 150g 洗净，加水适量，大火烧开后，小火 30 分钟取煎液 1 次，加水再煎，再 30 分钟后取煎液第 2 次，合并煎液，再以小火煎熬浓缩至较稠黏时，加蜂蜜一倍，至沸停火，待冷装瓶备用。每次 1 汤匙，以沸水冲化，日服 2 次。黄芪补肺脾之气为君；蜂蜜润肠通便为臣；配伍香橼、生白术，补气、行气、润肠兼备。适合气虚便秘或兼有气滞津亏者食用。

（3）麻仁生地粥：取火麻仁 30g、生地 25g、杏仁 15g 水煎取汁备用，粳米 100g 用清水淘洗干净，放入锅内，加药汁，上火烧开，待米粒煮至开花时，加葱白、姜丝、细盐，一同熬煮成粥。该方润燥滑肠，滋养补虚，适合阴虚便秘患者食用。

（4）核桃苁蓉粥：取肉苁蓉 10g、核桃仁 20g 洗净，拍碎；粳米 100g 淘洗净备用；将肉苁蓉放入锅中，加适量清水，煎煮 30 分钟，去药留汁液；将核桃仁、粳米放入药液中，煮至成粥即可。该方补肾壮腰，润肠通便，适合肾虚便秘患者食用。

（5）菠菜粥：取菠菜 50g 拣洗干净，切成寸段备用，粳米 80g 淘洗干净，放入锅内加清水烧开，加入猪油、精盐、味精及菠菜，继续煮成稠粥。该方敛阴润燥，通利肠胃，适合热秘患者食用。

五、腹泻

中医学对腹泻的认识源远流长。对于那些因脾胃功能失调，以腹泻为主要症状而不伴有脓血的情况，中医学称之为泄泻。根据症状的不同表现，大便溏薄而势缓者称为泄，大便清稀如水而直下者称为泻。中医学认为，泄泻的根本原因大多与脾胃有关。当脾胃功能受损，水谷不能正常运化，湿浊内生，导致泄泻。正常情况下，胃主降，脾主升，脾胃健旺，则消化吸收功能正常。然而，如果由于各种致病原因导致脾胃功能失常，则会发生泄泻。

（一）常见分型

（1）寒湿泄泻型：泄泻清稀，甚如水样，腹痛肠鸣，脘闷食少。若兼外感风寒，则恶寒发热头痛，肢体酸痛，苔薄白，脉浮。

（2）湿热泄泻型：泄泻腹痛，泻下急迫，或泻而不爽，粪色黄褐，气味臭秽，肛门灼热。兼症：烦热口渴，小便短黄。

（3）伤食泄泻型：腹痛肠鸣，泻下粪便，臭如败卵，泻后痛减。兼症：脘腹胀满，嗳腐酸臭，不思饮食。

（4）脾虚泄泻型：大便时溏时泻，迁延反复，完谷不化。兼症：饮食减少，食后脘闷不舒，稍进油腻食物大便次数明显增多，面色萎黄，神疲倦怠。

（5）肾虚泄泻型：黎明脐腹作痛，肠鸣即泻，泻下完谷，泻后则安。兼症：形寒肢冷，腰膝酸软。

（6）肝郁泄泻型：素有胸胁胀闷，嗳气食少，每因抑郁恼怒或情绪紧张时发生腹痛泄泻。兼症：腹中雷鸣，攻窜作痛，矢气频作。

（二）药膳复方

（1）参芪薏米粥：取党参 25g、黄芪 25g 煎煮取汁，药汁内加入薏米 50g、红枣 10g 及适量水煮成粥，待熟时加入适量白糖调味即可。该方补脾益气，适合有脾气虚弱，经常腹泻，稍进难消化的食物即发作，且体质虚弱易感冒、免疫力低等表现的患者食用。

（2）芡实莲子粥：芡实 30g，莲子 15g，粳米 100g。先将芡实去壳，莲子去心，同研成细粉并晒干，然后将细粉与粳米同入砂锅内，加水适量，用武火煮沸后改用文火，煮至粥稠表面见粥油时，加入冰糖调匀即可服食。该方益肾固精，健脾止泻，适合脾虚久泻患者食用。

（3）乌梅五味粥：取乌梅 5g、五味子 5g、党参 10g 水煎取汁，入粳米 100g 煮粥，加冰糖调味即可。该方涩肠止泻，生津止渴，适合久泻口渴患者食用。

（4）茯苓山药粥：取茯苓 30g、山药 30g 打粉备用；红枣 5 枚加水煮烂，放入茯苓粉、山药粉，粳米 100g，煮沸即可，早晚服用。该方健脾补肾，适合脾肾两虚之久泻患者食用。

（5）豆蔻当归煨乌鸡：白豆蔻 10g，当归 10g，乌鸡 1 只。先将乌鸡洗净，除去内脏，然后将豆蔻、当归、葱白、生姜置入鸡腹内再将鸡放入砂锅内，加清水适量炖至熟烂，食用时加适量食盐和味精调味。该方固涩止泻、调补气血，适合脾虚泄泻日久致血虚者食用。

六、肠易激综合征

肠易激综合征表现为反复发作的腹痛、腹胀，大便习惯和性状改变。临床分为腹泻型、便秘型、混合型，腹泻型前者多见。中医学虽无肠易激综合征之病名，但从临床表现看，应归属于中医学"泄泻""腹痛""便秘"等范畴。古代医家认为外感六淫、七情内伤、饮食不节是本病的主要致病因素。如《素问·咳论》曰："感于寒则受病，微则为咳，甚者为泄为痛。"《灵枢·论疾诊尺》曰："春伤于风，夏生后泄肠澼。"

（一）常见证型

肠易激综合征的中医辨证分型一直没有统一的标准，故暂按腹泻型和便秘型分别分型如下。

1.腹泻型

（1）肝气郁结型：多因情志不畅或遭受强烈精神刺激所引发，表现为腹部胀满不适，且在精神紧张时欲排便。排便后腹部症状消失，部分患者伴有胸闷痞塞，嗳气后稍感舒缓，或伴有食欲减退。脉多弦滑。

（2）脾胃虚寒型：多由劳倦损伤或饮食失调所致，症见腹部隐痛，喜温喜按，纳减腹胀，大便溏泄，或完谷不化，或伴吐清水，四肢不温，脉沉迟，舌质淡边有齿痕，舌苔白滑。

（3）脾肾阳虚型：多因体虚或久病，损伤肾阳所致，症见黎明之前，脐周作痛，肠鸣即泻，泻后痛减，或下利完谷，腹部畏寒，腰酸肢冷，舌淡，苔白，脉沉细。

2.便秘型

（1）肝郁气滞型：多因恼怒忧思等情志因素导致肝失条达，气机不畅，症见腹痛，脘腹闷胀，嗳气，纳呆，欲便不畅，便下难，恼怒忧虑易发，舌苔薄，脉弦细。

（2）肠燥阴亏型：大便干结如羊屎状，数日一行，右下腹胀痛，纳食减少，口干欲饮，眠差，舌质红，苔少，脉细弦。

（二）药膳复方

参见便秘、腹泻药膳食疗。

七、肝炎

慢性病毒性肝炎多由于急性病毒性肝炎久治不愈，湿热病邪未被彻底清除，正气虚弱，迁延复发而致。属中医"黄疸""胁痛""郁证""鼓胀""积聚""虚劳"等范畴。本病病位在肝，涉及脾肾，为本虚标实之证，机体正气不足、湿热疫毒外侵是形成该病病机的关键。

（一）常见证型

（1）肝胆湿热型：症现恶心、厌油腻、食欲不振、腹胀、大便黏腻不爽、小便黄赤短涩等，可能伴有胁痛、低热、脉滑数、舌苔黄腻等体征。若湿热蕴久化火，则可能出现口臭口苦、唇焦口燥、心烦难寐、大便秘结、小便灼热、右胁灼痛、脉数大、舌苔黄腻而起芒刺等症状。

（2）肝胃不和型：胸胁胀满或窜痛、嗳气呃逆、灼心吞酸、纳呆脘胀或疼痛，或恶心呕吐、舌苔白、脉弦。

（3）肝郁脾虚型：两胁胀痛、腹胀午后见重、大便稀薄或完谷不化、纳呆口淡，女子经期不准、头晕乏力、脉弦缓、舌质淡或暗红、苔薄白。

（4）脾失健运型：面色苍白、气短乏力、口黏发甜、腹胀缠绵昼夜不休，或食后饱胀、大便溏泄、脉沉缓、舌体胖、舌边有齿痕、舌苔白腻。若湿邪困脾，可见身肢沉重、头重如裹、下肢水肿、舌苔垢腻。

（5）脾肾两虚型：身倦乏力、腰酸腿沉、肢胀浮肿、大便溏泄、小溲清长，或尿意频急、纳少腹胀、顽谷不化、脉沉微、舌质淡、苔薄白。若阳虚明显，可见喜暖恶寒、少腹腰膝冷痛、五更泄泻、水鼓、脉沉迟、舌苔腻。

（6）肝肾阴虚型：腰酸腿软、足跟痛、头晕目眩、耳聋耳鸣、失眠多梦、梦遗滑精、心悸怔忡、右胁隐痛、口干舌燥、五心烦热，或伴低热盗汗、女子经少经闭、脉弦细、舌质红、无苔或少苔。若阴虚内热，则见急躁易怒、鼻衄、牙龈出血、口苦思饮、大便干、小便黄、脉细稍数、舌质绛、苔薄黄。

（7）气血两虚型：面色无华或苍白、头晕目眩、自汗、心悸气短、全身乏力、累后胁痛、纳呆腹胀、口干不思饮、大便软、小溲清、毛发不荣、脉沉细无力、舌质淡、苔薄白或无苔。若兼见阴虚，可见口燥咽干、午后发热、潮热盗汗、腰膝酸软、舌红有裂纹、脉细数无力。

（8）气滞血瘀型：胸闷气憋、抑郁不舒、两胁痛或周身窜痛、气短乏力、善太息、纳呆腹胀、因情绪变化或劳累而加重、胁下痞块、妇女痛经、经血夹有血块或闭经、舌苔白、舌质暗或有瘀斑。若瘀血日久，则可见晦暗或黧黑、肌肤甲错、唇暗舌紫、肝脾肿大坚硬、两胁刺痛、口干不欲饮。

（9）气虚血滞型：面色黧黑、唇舌紫暗、肌肤甲错、两胁刺痛、痛有定处、肝脾肿大坚硬、口干不欲饮、妇女痛经、经行不畅有血块、纳呆、乏力气短、脉弦、舌质暗或有瘀斑。

（10）痰瘀互结型：身体肥胖、面色暗滞、肝脾肿大刺痛、脘胀纳少、恶心厌油、咳吐痰涎、头晕目眩、心悸、肢体沉重、难寐或嗜睡、便溏不爽、舌胖嫩边有齿痕、舌质暗或有瘀斑、苔腻脉滑。

（二）药膳复方

（1）茵栀黄粥：取茵陈 30g、山栀 10g、大黄 3g 水煎取汁，加大米 80g、大枣 10 枚煮粥，蜂蜜调味服食。该方清热利湿，疏肝利胆，泻下退黄，适合病毒性肝炎肝胆湿热型患者食用，症见黄疸初期，口干便秘。

（2）香陈茯苓茶：取陈皮 10g、茯苓 30g 洗净晒干或烘干，切碎，研成细末，备用。炒香附 10g、生山楂 20g 洗净切片，装入纱布袋中，扎口，放入砂锅，加水浸泡片刻，先用大火煮沸，调入陈皮、茯苓粉末，搅和均匀，改用小火煨煮 30 分钟，取出药袋，调入红糖 20g，小火煨煮至沸即成。早晚 2 次分服，代茶，频频饮用。该方健脾理气，对肝脾不调的病毒性肝炎患者尤为适宜。

（3）郁金清肝茶：取郁金 10g、炙甘草 5g 加水，大火煮沸，改小火煎煮 15 分钟后，去渣取汁，冲泡绿茶 2g，调入蜂蜜 10g，频频饮服，每日 1 剂。该方疏肝解郁，利湿祛瘀，适合病毒性肝炎肝胃不和型患者服用。

（4）山药杞子甲鱼汤：山药、枸杞各 25g，女贞子、熟地各 15g，陈皮 10g，甲鱼 1 只。将甲鱼去头杂，切块，洗净，与诸药加水同炖至甲鱼熟后，食盐、味精调服。该方滋补肝肾，适合病毒性肝炎肝肾阴虚型患者食用。

（5）黄芪灵芝瘦肉汤：黄芪 30g，法半夏、灵芝各 10g，茯苓 30g，瘦猪肉 100g。将诸药布包，猪肉洗净切丝，加水适量同炖至肉熟后，去药包，加食盐调服。该方健脾和胃，适合病毒性肝炎脾失健运型患者食用。

八、肝硬化

肝硬化在中医学中归类为"胁痛""积聚""鼓胀"等范畴，主要表现为腹部胀大，皮肤苍黄色，严重时腹部皮肤青筋明显，四肢可能轻度肿胀。多因酒食不节，情志所伤，感染血吸虫，劳欲过度以及黄疸积聚失治，使肝、脾、肾功能失调，气、血、水淤积于腹内而成。在形成鼓胀的病机中，关键问题在于肝、脾、肾的功能障碍。肝气郁结和气滞血瘀是导致脉络阻塞的基本因素之一。其次，脾脏功能受损，导致水湿停聚。此外，肾脏的气化功能受损，不能蒸化水湿，致使水湿停滞，也是鼓胀形成的重要因素。肾阴和肾阳的双重亏损还会影响到肝脾二脏的功能。由于肝气郁滞、血脉瘀阻、水湿内停是形成鼓胀的三个重要病理变化，故喻嘉言在《医门法律·胀病论》中概括说："胀病不外水裹、气结、血瘀。"

（一）常见证型

1.代偿期
可按胁痛、积聚辨治。证型如下：
（1）气滞：表现为胁肋胀痛，走窜不定，胁痛与情志有关，伴胸闷、嗳气、腹胀等，苔薄白，脉弦。
（2）血瘀：胁肋刺痛，痛有定处，肝脾肿大，舌质紫暗，或有瘀斑，脉沉涩。
（3）脾虚：倦怠乏力，纳呆食少，或有便溏，舌质淡，脉细缓。
（4）阴虚：胁肋隐痛，头晕目眩，口干咽燥，心烦，手足心热，腰膝酸软，失眠多梦，舌红少苔，脉细弦而数。

2.失代偿期

最突出的表现是腹水，可按鼓胀辨治，有气鼓、水鼓、血鼓之分。

（1）气鼓：腹胀大如鼓，但按之不硬，时大时小，时轻时重，胸满膈塞，小便不利，脉弦。

（2）水鼓：腹大如鼓，按之满实，如囊裹水，转侧有声，或兼肢体浮肿，小便减少，苔白腻，脉沉弦滑。

（3）血鼓：腹大如鼓，青筋怒张，腹中有块，身体消瘦，面色黄黑，小便不利，大便黑，舌质紫暗，或有瘀斑，脉沉弦或涩。

（二）药膳复方

（1）佛手二花茶：取佛手 10g，玫瑰花 3g，茉莉花 3g 开水冲泡，代茶饮，可疏肝理气，适合肝硬化代偿期证属肝气郁滞者服用。

（2）玉米须饮：取玉米须 30g，冬瓜皮、茯苓皮各 15g，水煎，去渣取汁，作饮料日常饮服，可利水消肿，适合肝硬化失代偿期证属脾虚水停之鼓胀者服用。

（3）麦芽山楂饮：取炒麦芽 15g，炒山楂 15g 水煮，去渣取汁，加红糖适量调味，随意饮用。该方健脾开胃、软坚散结，适合肝硬化代偿期证属脾虚者服用。

（4）枳椇子粥：黄芪 50g，当归、陈皮各 10g，枳椇子、茯苓、猪苓各 15g，赤小豆 30g，粳米 60g。先将前六味药水煎，滤汁去渣，加入赤小豆及粳米，共煮为粥，冰糖调味即可。该方活血化瘀、利水消肿，适合肝硬化失代偿期证属水鼓、血鼓者服用。

（5）香佛莱菔粥：取香橼、佛手各 10g，水煎，滤汁去渣，加入炒莱菔子 15g（研末），粳米 100g 及适量水，共煮为粥。该方行气理气，适合肝硬化失代偿期证属气鼓者食用。

九、胆囊炎

慢性胆囊炎，在中医学中称为胆胀病，是由于胆腑气机通降失调而引起的以右胁胀痛为主要表现的病症。早在《内经》中就有对胆胀病的记载。该病的发病位置在胆，与肝（脾）胃之间存在密切关系。治疗胆胀的原则在于疏肝利胆，和降通腑。在临床实践中，根据病情虚实不同施治，实证宜采用疏肝利胆通腑的方法，根据病情不同，分别合用理气、化瘀、清热、利湿、排石等法；而对于虚证，则宜补中疏通，根据虚损的具体情况，采用滋阴或益气温阳等法，以达到扶正祛邪的目的。形成胆结石的原因可能是肝郁气滞、湿热之邪蕴蒸肝胆，导致胆囊和胆道运动减弱，胆汁排泄不畅，逐渐导致淤积浓缩。此外，胆囊感染也可能促使胆囊黏膜和脱落上皮形成核心，围绕此核心积聚胆汁，或者是因为胆固醇分泌过多，胆汁酸减少，与饮食嗜好、生活节律等因素也有直接关系。

（一）常见证型

（1）肝气郁结型：右胁胀满疼痛，连及右肩，遇怒加重，胸闷善太息，嗳气频作，吞酸嗳腐，苔白腻，脉弦大。

（2）气滞血瘀型：右胁刺痛较剧，痛有定处，拒按，面色晦暗，口干口苦，舌质紫暗，或舌边有瘀斑，脉弦细涩。

（3）胆腑郁热型：右胁灼热疼痛，口苦咽干，面红目赤，大便秘结，小便短赤，心烦失眠易怒，舌红，苔黄厚而干，脉弦数。

（4）肝胆湿热型：右胁胀满疼痛，胸闷纳呆，恶心呕吐，口苦心烦，大便黏滞，或见黄疸，舌红苔黄腻，脉弦滑。

（5）肝阴不足型：右胁隐隐作痛，或略有灼热感，口燥咽干，急躁易怒，胸中烦热，头晕目眩，午后低热，舌红少苔，脉细数。

（二）药膳复方

（1）百合泥鳅炖豆腐：泥鳅 250g，豆腐 150g，百合 10g，盐 3g。把泥鳅去鳃及内脏，洗净；豆腐切块。泥鳅入锅，加盐、清水适量，置武火上，炖至五成熟时，加入豆腐、百合，再炖至泥鳅熟烂即可。泥鳅味甘、性平，补益脾肾、利水解毒。适合慢性胆囊炎肝胆湿热型。

（2）佛手香橼粥：取佛手 15g、香橼 15g、粳米 100g，一起放入锅内，加清水适量，武火煮沸后，文火煮成粥，冰糖调味即可。每日 1 剂，作早晚餐服食。该方疏肝理气，适合慢性胆囊炎肝气郁结型患者食用。

（3）陈皮牛肉：牛肉 100g 切块，用清水浸泡半小时捞出，控干水分。陈皮 20g 切丝，白萝卜 50g 切滚刀块。锅内清水烧开，放入牛肉煮沸，去浮沫，再煮至牛肉熟透时加入陈皮、萝卜，改用小火炖，待萝卜煮烂后下盐、味精调味即可。吃肉喝汤。该方调气活血，滋补肝肾。适合慢性胆囊炎气滞血瘀型患者食用。

（4）杞麦海参羹：海参 250g（水发），枸杞子 25g、麦冬 15g、生地 15g。发好海参洗净切成条状，三药煎汁适量，用以烩煮海参，加盐、味精等调料，可作菜肴吃。该方益肝利胆养阴，适合慢性胆囊炎肝阴不足型患者食用。

（5）冬瓜薏米汤：取冬瓜 500g，薏米 50g，赤小豆 25g 同煮熟后，食盐调味，食物喝汤。该方清热利湿消肿，适合慢性胆囊炎胆腑郁热型患者食用。

十、胆石症

（一）常见证型

（1）肝胆湿热型：右上腹胀满疼痛，胸骨后灼热，胸闷纳呆，恶心呕吐，目赤或目黄身黄，小便黄赤，舌质红，苔黄腻，脉弦滑而数。

（2）肝郁气滞型：右上腹胀痛，走窜不定，胸骨后胀痛，疼痛常因情志变化而增减，胸闷不舒，饮食减少，嗳气频作，苔薄白，脉弦。

（3）气滞血瘀型：右上腹刺痛，痛有定处，入夜更甚，或胸骨后刺痛，食欲不振，胃气上逆，口干舌燥，舌质紫暗或有瘀斑，苔黄而燥，脉弦涩。

（二）药膳复方

（1）金钱核桃兔丁：兔肉100g，核桃仁50g，金钱草30g，玉米油30g。金钱草水煎去渣取汁备用；核桃仁掰成小块炒香备用；兔肉切成肉丁备用。玉米油烧热，爆炒兔肉丁数分钟，加核桃仁、酱油、金钱草汁、葱、姜块烧开，煮至肉熟，去葱、姜块即成。佐餐食用。金钱草甘、微苦，凉，利水通淋、清热解毒、散瘀消肿，主治肝胆及泌尿系结石。核桃含丙酮酸，可阻止食物中的黏蛋白与胆汁中的钙、胆红素结合，还有促使胆红素结石溶解的作用。兔肉脂肪很少，不会增加胆固醇，且能增加人体免疫功能。本药膳可防止胆囊炎反复发作所形成的胆石症。

（2）木耳鸡胗片：取黑木耳10g用温水泡发，生姜5g洗净切姜粒，鸡胗50g（带内壁）洗净切片。锅中放20克玉米油烧热，下鸡胗片炒变色，再下木耳，炒至烂熟，下生姜粒、酱油、鸡精炒匀即起锅。佐餐食用。黑木耳含发酵素和植物碱，能促进消化管腺体分泌，可润滑胆管，有助于结石排出；生姜能化解结石；鸡胗甘、寒，消食健胃，鸡内金化坚消食而运脾。适合胆石症患者食用。

十一、胰腺炎

胰腺炎是常见的消化系统疾病之一，由于目前现代医学尚未找到特效治疗方法，使得病情迁延，难以痊愈。其临床表现主要包括反复发作的腹痛、腹胀、腹泻（脂肪泻）、食欲减退、消瘦、腹部包块、血糖升高等症状。从中医角度看，这属于"腹痛""脾心痛"等范畴。中医认为，脾胃在机体中承担着对食物进行消化、吸收并输布精微的主要任务，而脾胃一旦虚弱，运化功能失常，就会出现以消化功能减弱为主的证候。关于慢性胰腺炎的病因，学者们普遍认为与多种因素相关，如情志不畅、饮酒过度、饮食不节可导致脾胃损伤，使其虚弱，运化功能异常，升降功能失调；或者恣食肥甘，阻遏脉络，蛔虫扰腹痛，蕴结胆汁，气无法宣泄等。此外，胃、肠、胆道手术后的创伤及粘连等原因也可能导致升清降浊功能失调。

本虚主要表现为脾虚，而标实则主要表现为气滞血瘀。脾虚是导致气滞血瘀的主要原因，脾虚导致中气失健运，进而影响肝的疏泄功能，使气机郁滞，气行则血行，气滞则血瘀。因此，脾虚引起肝郁气滞，肝郁气滞长期会导致血瘀。其中，脾虚是形成气滞血瘀的主因，而气滞血瘀则会导致脏腑功能紊乱，进一步加速脾虚的发展。因此，本虚与标实相互影响，相互促进，形成了一种恶性循环。

（一）常见证型

（1）寒实结滞型：此型患者病程较长，常见于老年体弱者或慢性胰腺炎复发性患者。症状包括腹痛拒按，遇温则痛减，胁下胀满，食欲不振，恶心呕吐，面色晦暗少华，舌质淡，苔薄白，脉弦紧，且伴有便秘。

（2）热实结滞型：此型多见于慢性胰腺炎急性发作。症见腹痛拒按，痛连胁背，脘腹胀满，恶心嗳气，口干口苦，苔黄腻，脉滑数，大便不通。

（3）脾胃虚弱型：此型患者病程较长，病情较重，属临床最常见证型，日久会导致气滞血瘀。症见倦怠乏力，食欲不振，脘腹胀满肠鸣，纳谷不化，稍进油腻则大便次数明显增加，面色萎黄，消瘦，舌苔厚腻，脉缓或虚弱，大便溏薄。

（4）脾虚食积型：症见神倦乏力，脘闷纳呆，腹满喜按，食则饱胀不适，面色萎黄，形体消瘦，夜寐不安，倦怠乏力，舌淡胖，苔白，脉弱，大便溏薄、酸臭或有不消化食物。

（5）肝气郁滞型：症见脘腹胀满，一侧或者双侧胁痛拒按，疼痛多与情志不畅相关，恼怒常使病情加重，得嗳气、矢气痛减。患者喜怒、纳呆，舌暗苔薄，脉弦、细或兼涩、数，大便或干或溏。

（6）肝胆湿热：症见胁肋灼痛胀痛，或胁下有痞块，按之疼痛，发热，恶心，厌食油腻，身重倦怠或黄疸，舌红，苔黄腻，脉弦数或弦滑，大便或闭或溏。

（7）气滞血瘀型：本型患者往往合并胆道疾患或假性囊肿。症见胸胁腹部疼痛，痛处不移，拒按，痛如针刺，上腹部扪及包块，压痛明显，面色淡白或晦滞，身倦乏力，气少懒言，舌淡暗或有紫斑，脉沉涩。多见于慢性胰腺炎发作日久者，病情较重，由气及血，属正虚邪实阶段。

（二）药膳复方

（1）参桂白芍粥：取党参 25g，桂枝 15g，炒白芍 30g，炙甘草 10g，生姜 5g，大枣 5 枚加水煎汁，去渣后加粳米 100g 煮成粥，分次食之。该方健脾安胃，缓急止痛。适合慢性胰腺炎虚寒者食用。

（2）吴茱萸粥：吴茱萸 2g 研粉、生姜 2 片切细丝、葱白 2 根切碎备用。粳米 50g 加水煮粥，待米将熟时，将吴茱萸、生姜、葱白放入，同煮成粥，每日分次食之。该方和胃止呕，理气止痛。适合慢性胰腺炎寒实结滞型患者食用。

（3）黄芩薏米粥：黄芩 10g，薏米 20g，生甘草 10g，蜂蜜适量，粳米 100g。先用黄芩、生甘草水煎取汁。粳米淘净后与薏米一起，加入药汁煮成稀粥。调味即可服食。该方清热燥湿、理气止痛，适合老年慢性胰腺炎肝胆湿热型患者食用。

（4）山楂麦芽粥：取山楂 10g，麦芽 30g，粳米 100g 洗净共煮成粥，即可服用。该方化食消积、活血，主治慢性胰腺炎，症见腹痛，食欲不振，脘腹不舒。

（5）山药茯苓粥：取淮山药 30g，茯苓 20g，粳米 100g 洗净共煮成稀粥，即可饮服。该方益气健脾，主治慢性胰腺炎之脾气虚弱，症见脘腹部疼痛，食少，消瘦，疲倦乏力，便稀。

十二、消化系统癌症

（一）术后药膳

癌症患者在进行手术后常会出现体质虚弱、伤口不愈合、失眠或食欲不振等症状。此类患者可针对自己的症状选用如下药膳进行调治。

（1）黄芪虫草汤：黄芪 30g，老鸭 1 只，紫河车 20g，冬虫夏草 3g。将鸭杀死，去除毛杂及内脏，用清水洗净。将黄芪、冬虫夏草、紫河车放入鸭腹内，用竹签缝合。入锅加适量的清水用大火煮沸，再用小火炖至鸭肉熟烂，调入食盐，除去竹签及药渣即成，可随意服用。该方补中益气、滋阴生血，适合术后出现气血虚弱、伤口难以愈合等症状的癌症患者食用。

（2）刺五加莲杞饭：刺五加、莲肉、枸杞子各20g，西洋参粉4g，大米150g。将刺五加、莲肉、枸杞子一起入锅加适量清水用大火煮沸，再用小火熬煮30分钟，去渣取汁。将大米入锅加适量此药汁煮至大米熟透，加入西洋参粉拌匀即可，可作为主食服用。刺五加具有调节机体紊乱，使之趋于正常的功效，有良好的抗疲劳作用，并能明显提高耐缺氧能力。该方可补益肝肾、滋阴养血，适合术后出现气血虚弱、睡眠质量不佳、心悸、多汗等症状的癌症患者食用。

（3）绞股蓝鱼片粥：绞股蓝15g、薏米30g、青鱼肉80g，木耳3g，大米200g，姜丝、葱丝、味精和食盐等调味品各少许。将青鱼肉切成薄片备用；木耳发好后切小块备用；绞股蓝和薏米用水煎煮后去渣取汁。将大米入锅用此药汁煮至烂熟，再加入鱼片、木耳、姜丝、葱丝、味精和食盐，煮沸即成。绞股蓝主要有效成分为多糖、黄酮、皂苷及微量元素，能够促进人体脂肪类物质代谢，营养人体细胞，同时具有不错的解毒消炎作用。该方可补中益气、健脾和胃，适合术后出现体质虚弱、食欲不振、恶心呕吐等症状的癌症患者使用。

（二）放疗期间药膳

放疗期间，癌症患者体内的正常组织、细胞也会受到电离辐射的损害，因而常会出现口干咽燥、食欲不振、舌质红绛、舌苔光剥、脉弦细数等类似热邪伤阴耗气的症状。所以，这类患者可选用如下具有生津增液功效的药膳，以减少放疗引起的不良反应。

（1）山药扁豆粥：山药、白扁豆各30g，鸡内金10g，龙眼肉15g，大米100g。将山药、白扁豆和鸡内金一起入锅加适量清水大火煮沸，再用小火熬煮30分钟，去渣取汁。将大米入锅加此药汁适量及龙眼肉，煮至熟透即成，可作为主食服用。该方健脾和胃、消食化积，适合放疗期间或放疗后出现食欲不振、消化不良等症状的癌症患者食用。

（2）太子参无花果炖兔肉：取太子参 30g、无花果 30g 洗净，切成薄片。将兔肉 150g 洗净，切成小块。将三者一起放入炖盅内加适量开水，用小火隔水炖煮 2 小时，调入适量食盐、味精即成，可随意服用。无花果甘、平，补脾益胃、润肺利咽、润肠通便。研究表明，无花果具有防癌抗癌、增强机体抗病能力的作用，可预防多种癌症的发生，延缓移植性腺癌、淋巴肉瘤的发展，对正常细胞不会产生毒害。该方可补益脾肺、益气生津，适合放疗后出现体质虚弱、气短、口干等症状的癌症患者食用。

（3）黄芪杞子煲甲鱼：黄芪 30g，枸杞子 20g，香菇 15g，甲鱼 1 条。将甲鱼杀死，去除内脏，切成小块备用；香菇洗净切丁备用；将黄芪放入纱布袋中，与枸杞子、香菇丁、甲鱼块一起入锅加适量清水小火炖煮至甲鱼烂熟，去掉药袋，调入食盐即成，可随意服用。该方益气养阴，适合放疗后出现眩晕、贫血、白细胞减少、疲乏无力等症状的癌症患者食用。

（三）化疗期间药膳

化疗药物除了可杀伤癌细胞以外，还会损伤人体正常的组织细胞，给患者带来一系列的不良反应。例如，化疗药物可损害胃肠道黏膜，引起恶心、呕吐、食欲减退等症状。此类药物还可抑制骨髓的造血功能，引起白细胞、血小板减少等症状。因此，癌症患者在进行化疗后，应选用如下具有增强食欲、促进消化、改善骨髓造血功能、提高免疫力功效的药膳。

（1）芪枣花生粥：黄芪、花生米（带衣）、赤小豆、薏米各 30g，红薯 50g，大枣 10 枚。红薯去皮，切小块备用，薏米和赤小豆用清水浸泡 1 小时，与花生米、黄芪、红薯丁、大枣一起入锅加适量清水，大火煮沸，再用小火熬煮至薏米烂熟即成，可随意食用。该方健脾和胃、补气升血，适合化疗后出现血小板减少等症状的癌症患者食用。

（2）归元枸杞粥：取当归、龙眼肉、枸杞子各 15g，大枣 10 枚，糯米 60g 一起入锅加适量清水用大火煮沸，再用小火熬煮至米熟即成，可随意服用。该方健脾补肾、增髓升血，适合化疗后出现红细胞及血红蛋白减少等症状的癌症患者食用。

《黄帝内经·素问》记载："五谷为养，五果为助，五畜为益，五菜为充，气味合而服之，以补精益气"，就是说全面而合理的膳食营养，是维持人体健康的重要方式，而在中医学理论指导下，将药物与食物相配伍，采用独特的烹调技术制作成的特殊膳食，在调理脾胃疾病过程中大有裨益，这也是中医学的重要组成部分，尤其在保健养生、预防医学、康复医学、老年医学等领域占有极其重要的地位。

参考文献

[1]汪芳裕，廖联明，杨妙芳．胃肠微生态与消化系统常见疾病[M].南京：东南大学出版社，2018.

[2]吕建新,陈晓东.消化系统的检验诊断[M].北京：人民卫生出版社,2016.

[3]秦玉龙，尚力．中医各家学说[M].北京：中国中医药出版社,2016.

[4]刘玉兰．整合肝肠病学·肝肠对话[M].北京：人民卫生出版社，2014.

[5]张问渠，张昱．名老中医谈养生延寿[M].北京：科学技术文献出版社，2011.

[6]马贵同.常见脾胃疾病的中医预防和护养[M].上海：复旦大学出版社，2013.

[7]尹光耀.中医脾胃的中西医结合研究[M].南京：东南大学出版社，2018.

[8]卢林，刘伦翠，海艳洁，等．健脾渗湿汤对脾虚湿盛泄泻患者舌象及肠道微生态影响的研究[J].牡丹江医学院学报，2008(3)：31-33.

[9]刘晶晶，张贵君，彭慧，等．黄芩清热燥湿和泻火解毒药效组分分析[J].辽宁中医药大学学报，2013，15(11)：78-80.

[10]程传浩.脾胃论白话解[M].郑州：河南科学技术出版社,2019.

[11]王静，梁山玉，杨燕．运脾止泻汤对脾虚型迁延性腹泻患儿肠道微生态的干预作用[J].中国妇幼保健，2016，31(6)：1322-1324.

[12]江月斐，劳绍贤，邝枣园，等．清热化湿复方对腹泻型肠易激综合征脾胃湿热证肠道微生态影响的初步研究[J].福建中医学院学报，2008(4)：1-4.